面向人民健康
提升健康素养

面向人民健康
提升健康素养

相约健康百科丛书

就医问药系列

这样就医更高效

主编 ⟩⟩⟩ 赵 杰

人民卫生出版社
·北京·

陈竺院士
说健康

总　序

　　人民健康是现代化最重要的指标之一，也是人民幸福生活的基础。党的二十大报告明确到 2035 年建成健康中国。社会各界，尤其是全国医疗卫生工作者，要坚持以人民为中心的发展思想，把保障人民健康放在优先发展的战略位置，加快推进健康中国建设，全方位全周期保障人民健康，为实现"两个一百年"奋斗目标、实现中华民族伟大复兴的中国梦打下坚实的健康基础，为共建人类卫生健康共同体作出应有的贡献。

　　为助力健康中国建设，提升人民健康素养，人民卫生出版社（以下简称"人卫社"）联合相关学（协）会、平台、媒体共同策划，整合各方优势、创新传播途径，打造高质量的纸数融合立体化传播健康知识普及出版物《相约健康百科丛书》（以下简称"丛书"）。丛书通过图书、新媒体、互联网平台等全媒体，努力为人民群众提供全生命周期的健康知识服务。在深入了解丛书的策划方案、组织管理和工作安排后，我欣然接受了邀请，担任丛书专家指导委员会主任委员，主要基于以下考虑。

　　建设健康中国，人人享有健康。党的十八大以来，以习近平同志为核心的党中央一直高度重视、持续推动健康中国建设。2016 年党中央、国务院印发的《"健康中国 2030"规划纲要》指出，推进健康中国建设，是全面建成小康社会、基本实现社会主义现代化的重要基础，是全面提升中华民族健康素质、实现人民健康与经济社会协调发展的国家战略。健康中国的主题是"共建共享、全民健康"，共建共享是基本路径，

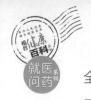

全民健康是根本目的。人人参与、人人尽力、人人享有，实现全民健康，需要全社会共同努力。党的二十大对新时代新征程上推进健康中国建设作出新的战略部署，赋予了新的任务使命，提出"把保障人民健康放在优先发展的战略位置，完善人民健康促进政策"。丛书建设抓住了健康中国建设的核心要义。

提升健康素养，需要终身学习。健康素养是人的一种能力：它能够帮助个人获取和理解基本的健康信息和服务，并能运用其作出正确的判断和决定，以维持并促进自己的健康。2008 年 1 月，卫生部发布《中国公民健康素养——基本知识与技能（试行）》，首次以政府文件的形式界定了居民健康素养，我很高兴签发了这份文件。此后，我持续关注该工作的进展和成效。经过多年的不懈努力，我国健康素养促进工作蓬勃发展，居民健康素养水平从 2009 年的 6.48% 上升至 2021 年的 25.4%，人民健康状况和基本医疗卫生服务的公平性、可及性持续改善，主要健康指标居于中高收入国家前列，为以中国式现代化全面推进中华民族伟大复兴奠定了坚实的健康基础。健康素养需要持续地学习和养成，丛书正是致力于此。

健康第一责任人，是我们自己。2019 年 12 月，十三届全国人大常委会第十五次会议通过了《中华人民共和国基本医疗卫生与健康促进法》，该法第六十九条提出"公民是自己健康的第一责任人，树立和践行对自己健康负责的健康管理理念，主动学习健康知识，提高健康素养，加强健康管理。倡导家庭成员相互关爱，形成符合自身和家庭特点的健康生活方式。"从国家法律到健康中国战略，都强调每个人是自己健康的第一责任人。只有人人都具备了良好的健康素养，成为自己健康的第一责任人，健康中国才有了最坚实的基础。丛书始终秉持了这一理念，能够切实帮助读者承担起自己的健康责任。

接受丛书编著邀请后，我多次听取了丛书工作委员会和人卫社的汇报，提出了一些建议，并录制了"院士说健康"视频。我很高兴能以此项工作为依托，为人民健康多做些有意义的工作。丛书工作委员会和人卫社的同仁们一致认为，这件事做好了，对提高国民特别是青少年健康素养意义重大！

2022年11月，在丛书启动会议上，我提出丛书建设要做到心系于民、科学严谨、质量第一、无私奉献四点希望。2023年9月，丛书"健康一生系列"正式出版！丛书建设者们高度负责、团结协作，严谨、创新、务实地推进丛书建设，让我对丛书即将发挥的作用充满了信心，也对健康科普工作有了更多的思考。

一是健康科普工作需把社会责任放在首位。 丛书为做好顶层设计，邀请一批院士担任专家指导委员会的成员。院士们的本职工作非常繁忙，但他们仍以极高的热情投入丛书建设中，指导把关、录制视频，担任健康代言人，身体力行地参与健康科普工作。全国广大医务工作者也要积极行动起来，把社会责任放在首位，践行习近平总书记提出的"科技创新、科学普及是实现创新发展的两翼"之工作要求，把健康科学普及放在与医药科技创新同等重要的位置，防治并重，守护人民健康。

二是健康科普工作应始终心系于民。 健康科普需要找准人民群众普遍关心的健康问题，有针对性地开展工作，方能事半功倍。丛书每一个系列都将开展健康问题征集活动，"健康一生系列"收集了两万余个来自大众的健康问题，说明人民群众的健康需求是旺盛的，对专家解答是企盼的。丛书组织专家对这些问题进行了认真的整理、分析和解答，并在正式出版前后组织群众试读活动，以不断改进工作，提升质量，满足人民健康需求，这些都是服务于民的重要体现。丛书更是积极尝试应用新

技术新方法，为科普传播模式创新赋能，强化场景化应用，努力探索克服健康科普"知易行难"这个最大的难题。

三是健康科普工作须坚持高质量原则。高质量发展是中国式现代化的本质要求之一。健康科普工作事关人民健康，须遵从"人民至上、生命至上"的理念，把质量放在最重要的位置，以人民群众喜闻乐见的方式，传递科学的、权威的、通俗易懂的健康知识，要在健康科普工作中塑造尊重科学、学习科学、践行科学之风，让"伪科学""健康谣言""假专家"无处遁形。丛书工作委员会、各编委会坚持了这一原则，将质量要求落实到每一个环节。

四是健康科普工作要注重创新。不同的时代，健康需求发生着变化，健康科普方式也应与时俱进，才能做到精准、有效。丛书建设模式创新也是耳目一新，比如立足不同的应用场景，面向未来健康需求的无限可能，设计了"1+N"的丛书系列开放体系，成熟一个系列就开发一个；充分发挥专业学（协）会和权威专家作用，对每个系列的分册构建进行充分研讨，提出要从健康科普"读者视角"着眼，构建具有中国特色的国民健康知识体系；精心设计各分册内容结构和具有中华民族特色的系列 IP 形象；针对人民接受健康知识的主要渠道从纸媒向互联网转移的特点，设计纸数融合图书与在线健康知识问答库结合，文字、图片、视频、动画等联动的全媒体传播模式，全方位、全媒体、全生命周期服务人民健康等。

五是健康科普工作需要高水平人才队伍。人才是所有事业的第一资源。丛书除自身的出版传播外，着眼于健康中国建设大局，建立编写团队组建、遴选与培养的系列流程，开展了编写过程和团队建设研究，组建来自全国，老、中、青结合的高水平编者团队，且每个分册都通过编写过程的管理努力提升作者的健康科普能力。这项工作非常有意义。希望未来，越来越多的卫生健康工作者能以高度的社会责任感、职业使命感，以无私奉献的精神参与到健康科普工作中，以更多更好的健康科普精品，服务人民健康。

衷心希望，通过驰而不息的建设，丛书能让健康中国、健康素养、健康第一责任人的理念深入人心，并转化为建设健康中国的重要动力，成为国民追求和促进健康的重要支撑。

衷心希望，能以大型健康科普精品丛书为依托，培养一支高水平的健康科普作者队伍，增强文化自信的建设力量，从而更好地为中华民族现代文明贡献健康力量。

衷心希望，读者朋友们积极行动起来，认真汲取《相约健康百科丛书》中的健康知识，把它们运用到自己的生活里，让自己更健康，也为健康中国建设作出每个公民的贡献！

中国红十字会会长
中国科学院院士
丛书专家指导委员会主任委员

2023 年 7 月

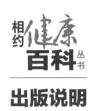

出版说明

　　健康是幸福生活最重要的指标，健康是 1，其他是后面的 0，没有 1，再多的 0 也没有意义。提升健康素养，是提高全民健康水平最根本、最经济、最有效的措施之一。党的二十大报告要求，加强国家科普能力建设，深化全民阅读活动。习近平总书记指出，科技创新、科学普及是实现创新发展的两翼，要把科学普及放在与科技创新同等重要的位置。在这一重要指示精神的指引下，人民卫生出版社（以下简称"人卫社"）努力探索让科学普及这"一翼"变得与科技创新同样强大，进而助力创新型国家建设。经过深入调研，团结广大医学科学家、健康传播专家、学（协）会、媒体、平台，共同策划出版《相约健康百科丛书》（以下简称"丛书"）。

　　为了帮助读者更好地了解和使用丛书，特将出版相关情况说明如下。

一、丛书建设目标

　　丛书努力实现五个建设目标，即：高质量出版健康科普精品，培养优秀的健康科普团队，创新数字赋能传播模式，打造知识共建共享平台，最终提升国民健康素养，服务健康中国行动落实和中华民族现代文明建设。

二、丛书体系构建

　　1. 丛书各系列分册设计遵从人民至上的理念，突出读者健康需求和

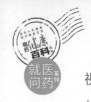

视角。各系列的分册设计经过多轮专家论证、读者健康需求调研，形成从读者需求入手进行分册设计的共识，更好地与读者形成共鸣，让读者愿意读、喜欢读，并能转化为自身健康生活方式和行为。

比如，丛书第一个系列"健康一生系列"，既不按医学学科分类，也不按人体系统分类，更不按病种分类，而是围绕每个人在日常生活中会遇到的健康相关问题和挑战分类。这个系列分别针对健康理念养成，到人生面临的生、老、病问题，再到每天一睁眼要面对的食、动、睡问题，最后到更高层次的养、乐、美问题，共设立 10 个分册，分别是《健康每一天》《健康始于孕育》《守护老年健康》《对疾病说不》《饮食的健康密码》《运动的健康密码》《睡眠的健康密码》《中医养生智慧》《快乐的健康密码》和《美丽的健康密码》。

2. 丛书努力构建从健康知识普及到健康行为指导的全生命周期全媒体的健康知识服务体系。依靠权威学（协）会和专家的反复多次研究论证，从读者的健康需求出发，丛书构建了"1+N"系列开放体系，即以"健康一生系列"为"1"；以不同人群、不同场景的不同健康需求或面临的挑战为"N"，成熟一个系列就开发一个系列。"主动健康系列""应急急救系列""就医问药系列""康养康复系列"，以及其他系列将在"十四五"期间陆续启动和出版。

3. 丛书建设有力贯彻落实"两翼论"精神，推动健康科普高质量创新发展。丛书除自身的出版传播外，还建立编写团队组建、遴选与培养的系列流程，开展了编写过程和团队建设研究，组建来自全国，老、中、青结合的高水平编者团队，并通过编写过程的管理努力提升作者的健康科普能力。丛书建设部分相关内容还努力申报了国家"十四五"主动健康和人口老龄化科技应对重点专项；以"《相约健康百科丛书》策划出版为基础探索全方位、立体化大众科普类图书出版新模式"为题，成功获得人卫研究院创新发展研究项目支持。

三、丛书创新特色

1. 体现科学性、权威性、严谨性。为做好丛书的顶层设计、项目实施和编写出版工作，保障科学性，成立丛书专家指导委员会、工作委员会和各分册编委会。

第十二届、十三届全国人大常委会副委员长，中国红十字会会长陈竺院士担任丛书专家指导委员会主任委员，国家卫生健康委员会副主任李斌、中国计划生育协会常务副会长于学军、中华预防医学会名誉会长王陇德院士、中国健康促进基金会荣誉理事长白书忠等担任副主任委员，三十余位院士应邀担任委员。专家们积极做好丛书顶层设计、指导把关工作，录制"院士说健康"视频，审阅书稿，甚至承担具体编写工作……他们率先垂范，以极高的社会责任感投入健康科普工作，为全国医务工作者参与健康科普工作树立了榜样。

人民卫生出版社、中国健康促进基金会、中国计划生育协会、中华预防医学会、中国科普研究所、全国科学技术名词审定委员会、健康报社、新华网客户端《新华大健康》等机构负责健康科普工作的领导和专家组成了丛书工作委员会，并成立了丛书工作组，形成每周例会、专题会、组建专班等工作机制，确保丛书建设的严谨性和高质量推进。

各系列各分册编委会均由相关学（协）会、医学院校、研究机构等领域具有卓越影响力的专家组成。专家们面对公众健康需求迫切，但优秀科普作品供给不足、科普内容良莠不齐的局面，均以极大的热忱投入丛书建设与编写工作中，召开编写会、审稿会、定稿会等各类会议，对架构反复研究，对内容精益求精，对表达字斟句酌，为丛书的科学性、

权威性和严谨性提供了可靠保证。

2. 彰显时代性、人民性、创新性。习近平总书记在文化传承发展座谈会上发表重要讲话，强调"在新的起点上继续推动文化繁荣、建设文化强国、建设中华民族现代文明，是我们在新时代新的文化使命"。丛书以"同中国具体实际相结合、同中华优秀传统文化相结合"理念为指导，彰显时代性、人民性、创新性。

丛书高度重视调查研究工作，各个系列都会开展面向全社会的问题征集活动，并将征集到的问题融入各个分册。此外，在正式出版前后都专门开展试读工作，以了解读者的真实感受，不断调整、优化工作思路和方法，实现内容"来自人民，根植人民，服务人民"。

在丛书整体设计和 IP 形象设计中，力求用中国元素讲好中国健康科普故事。丛书在全程管理方面始终坚持创新，在书稿撰写阶段，即采用人卫投审稿平台数字化编写方式，从源头实现"纸数融合"。在图书编写过程中，同步建设在线知识问答库。在图书出版后，实现纸媒、电子书、音频、视频同步传播，为不同人群的不同健康需求提供全媒体健康知识服务。

3. 突显全媒性、场景性、互动性。丛书采取纸电同步方式出版，读者可通过数字终端设备，如电脑、手机等进行阅读或"听书"；同时推出配套数字平台服务，读者可通过图书配套数字平台搜索健康知识，平台将通过文字、语音、直播等形式与读者互动。此外，丛书通过对内容的数字化、结构化、标引化，建立与健康场景化语词的映射关系，构建场景化知识图谱，利用人们接触的各类健康数字产品，精准地将健康知识推送至需求者的即时应用现场，努力探索克服健康科普"知易行难"这个最大的难题。

四、丛书的读者对象、内容设计和使用方法

参照《中国公民健康素养 66 条》锁定的目标人群，丛书读者对象定为接受九年义务教育及具备以上文化水平的人群，采用问答形式编写，重点选择大众日常生活中"应知道""想知道""不知道"和"怎么办"的问题。丛书重在解决"怎么办"，突出可操作性，架起大众对"预防为主"和"一般健康问题"从"为什么"到"怎么办"的桥梁，助力从"以治病为中心"向"以健康为中心"转变。

丛书是一套适合普通家庭阅读、查阅和收藏的健康科普书，覆盖日常生活中会遇到的常见健康问题。日常阅读，可以有效提升健康素养；遇到健康问题时查阅对应内容，可以达到答疑解惑、排忧解难的目的。此外，丛书还配有丰富的富媒体资源，扫码观看视频即可接收来自专家针对具体健康问题的进一步讲解。

《庄子·内篇·养生主》提醒我们："吾生也有涯，而知也无涯，以有涯随无涯，殆已！"如何有效地让无穷的医学知识转化为有限的健康素养，远远不止"授人以渔"这么简单，这需要以大型健康科普精品出版物为依托，培养一支高水平的健康科普作者队伍；需要积极推进相关领域教育、科技、人才三位一体发展，大力弘扬科学精神和科学家精神；还需要社会各界积极融健康入万策，并在此基础上努力建设健康科学文化，增强文化自信的建设力量，从而更好地为中华民族现代文明建设贡献健康力量。

衷心感谢丛书建设者们和读者们的大力支持，让我们共同努力，为健康中国建设和中华民族现代文明建设作出力所能及的贡献。

丛书工作委员会

2023 年 7 月

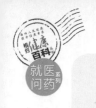

前　言

　　随着社会的快速进步和医疗技术的不断发展，人们对就医效率和体验要求越来越高。然而，在现实生活中，许多患者在就医过程中常遇到流程繁琐、沟通不畅、信息不对称等问题，导致就医效率低下，甚至延误病情。这些问题不仅给患者带来了困扰，也影响了医疗资源的合理配置和医疗服务质量的提升。为了解决这一问题，我们编写了《相约健康百科丛书——这样就医更高效》这本书，旨在帮助患者更好地了解就医流程、掌握就医技巧、提高就医效率、享受更好的医疗服务。

　　本书从患者就医的角度切入，按照不同就医场景划分为5章，全面梳理了就医流程中的各个环节，包括如何科学选择就医医院和科室，在急诊、门诊、住院及近年来兴起的互联网就医场景中常见的问题。具体到每个场景，根据就医过程或就医流程划分，再细分为具体的就医问题。通过层层分解，以具体的就医问题搭建起全书的内容框架。

　　本书的特点，首先是全面、系统。本书涵盖就医的各个方面，系统地介绍了各种就医场景可能遇到的问题，使读者能够全面了解就医的相关知识。其次是权威、可靠。本书的编委会成员是长期工作在医学领域的专家，既具有专业知识和丰富的经验，又熟知医疗业务，能够有效支撑书籍内容的专业性和权威性。再次是实用、可操作。本书

注重实用性，会提供具体的操作步骤和方法，指导读者选择合适的医疗机构和医生、与医生更顺畅地沟通等。同时，还会介绍一些实用的健康知识。最后是可读、可信。在图书编写之初，即组织开展了面向全社会的问题征集，并在临床一线进行实地调研，获得了第一手资料，使图书内容更加实用、具体。

本书适用于广大患者及家属，特别是那些对就医流程感到困惑、希望提高就医效率的人群。无论您是初次就医，还是经常就医，本书都能为您提供有益的参考和帮助。同时，本书也适用于医务工作者和医疗管理人员，可以作为他们改进医疗服务、提高患者满意度的参考书籍。

医学领域知识博大精深，我们深知本书所涵盖的内容只是冰山一角。在编写过程中，我们虽然力求做到客观、准确、全面，但难免存在不足之处。因此，我们恳请广大读者在阅读本书时，能够提出宝贵的意见和建议，帮助我们不断改进和完善。我们将继续努力学习，不断提升自己的专业素养和编写水平，为患者提供更加优质、实用的就医指导。

愿《相约健康百科丛书——这样就医更高效》成为您就医路上的得力助手，让您在就医过程中更加从容、高效，享受健康、快乐的生活！

赵 杰

2024 年 4 月

目 录

第二章 急诊就医

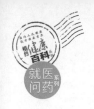

第三章　门诊就医

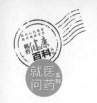

六　取药与复诊

第四章　住院就医

一　住院前的准备

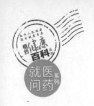

第五章　互联网就医

第一章

科学选择就医医院和科室

一

如何选择
医院

1. **医院**是如何**分类**的

生活中，大家可能以"大医院、小医院"来评价一个医院的规模，不同医院也会有"一甲、二甲、三甲""一级、二级、三级"的划分，那么在我国医院究竟是如何分类的？每个等级又有什么区别呢？

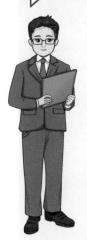

医院等级划分标准是我国根据医院规模、科研方向、人才技术力量、医疗硬件设备等对医院资质进行评定的指标。按照卫生部在 1989 年印发的《综合医院分级管理标准》，医院经过评审后确定为三级，每级再划分为甲、乙、丙三等，其中三级医院增设特等级别，因此医院共分三级十等。2011 年印发的《医院评审暂行办法》，规定各级医院评审结论分为甲等、乙等、不合格，不再应用"三级十等"的划分标准。

一级医院 是直接为社区提供医疗、预防、康复、保健综合服务的基层医院、卫生院，住院床位总数 20~100 张。主要功能是直接对人群提供一级预防，在社区管理多发病、常见病现症患者，并对疑难重症患者做好正确转诊，协助高层次医院做好中间或院后服务，合理分流患者。

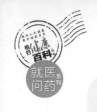

　　二级医院　是向多个社区提供综合医疗卫生服务并承担一定教学、科研任务的地区性医院，如县医院，住院床位总数101~500张。其主要功能是参与指导高危人群的监测，接受一级医院转诊，对一级医院进行业务技术指导，并能进行一定程度的教学和科研。

　　三级医院　是向几个地区提供高水平、专科性医疗卫生服务和执行高等教育、科研任务的区域性以上的医院，住院床位总数501张及以上。其主要功能是提供专科（包括特殊专科）医疗服务，解决危重疑难病症，接受二级转诊，对下级医院进行业务技术指导和培训人才；完成培养各种高级医疗专业人才的教学并承担省以上科研项目的任务；参与和指导一、二级预防工作。

　　根据《2022中国卫生健康统计年鉴》的医院统计数据，2021年我国有36 570家医院，其中三级医院、二级医院、一级医院、未定级医院的数量分别为3 275家、10 848家、12 649家、9 798家，分别占比8.9%、29.7%、34.6%、26.8%。

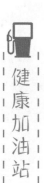
健康加油站

其他医院分类

　　按机构类别　分为综合医院、中医医院、中西医结合医院、民族医院、专科医院、护理院（中心）。

　　按构成类别　分为医院、基层医疗机构、专业公共卫生机构、其他。

按是否可以进行医保结算　分为医保定点医院、非医保定点医院。

按等级注册类型　分为公立医院、非公立（民营）医院。

按管理类别　分为非营利性医院、营利性医院。

按主办单位　分为政府办医院、社会办（企事业单位、社会团体）医院、个人办医院。

（赵　杰）

2. 就医时选择**综合医院**还是**专科医院**

看病就医时，很多人无法确定应该去综合医院就诊，还是去专科医院就诊。这二者有什么区别？应该如何选择？收费标准一样吗？

专家说

综合医院注重全，专科医院专注精

综合医院是指设有一定数量的病床，划分内、外、妇、儿、中医等专科，配备药学、检验、放射等医技部门、相应人员以及设备的医疗机构。综合医院具有

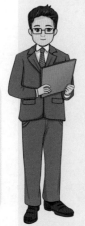

多专科优势，可以有效满足现代医学所要求的对患者进行多专科协作诊疗的需求。

专科医院是指以专业科室为主的医院，如妇产医院、骨科医院、肿瘤医院、儿童医院、口腔医院、眼科医院，这些都是针对性比较强的医院。

从科室设置上，综合医院往往涵盖了绝大多数科室，是各种疾病的诊疗医院，小到感冒发热，大到重病杂症，综合医院都能诊治；专科医院在科室设置上往往会有更细致的划分，更有针对性，专精于某一领域的疾病诊治。如皮肤病专科医院，其科室设置可能包括普通皮肤科、皮肤内科、痤疮科、白癜风科、性病科、美容外科等。

综合医院和专科医院在收费标准上并没有差异，只要是公立医院，不管是综合医院，还是专科医院，它们的等级划定、收费等都遵循同一套标准。

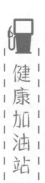

健康加油站

**看病就医时，应该选择综合医院
还是专科医院**

1. 如果不能明确病因，或者出现急症，建议去综合医院，综合医院的科室和设施齐全，有助于疾病的诊断和治疗。

2. 如果已经明确病因，但病情复杂程度较低，综合医院和专科医院均可选择。如常见的感冒、咳嗽，

关键词

综合医院 专科医院

可去综合医院呼吸内科，也可去肺病专科医院，均能得到良好的治疗。

3. 如果是某一疾病久治不愈、病情严重或者属于疑难杂症，建议比较当地综合医院和专科医院在这一领域的医疗水平，酌情选择去综合医院的某个科室或者专科医院就诊。

当专科医院和综合医院在同一个领域水平都很出色时，可依据患者的身体情况酌情选择。如果患者本身有多种基础疾病，建议去综合医院，万一在治疗过程中引发了基础疾病的发作或加重，综合医院可以及时进行多学科会诊，为患者的健康保驾护航。

（赵　杰）

3. 应该如何进行**分级诊疗**

众所周知，我国很多大型医院人满为患，一号难求，以致医患矛盾频发，而社区卫生机构则门庭冷落。面对医疗资源集中在大城市、大医院与医疗需求集中在农村和基层的不匹配难题，2009 年国家明确提出建立与完善分级诊疗制度。分级诊疗制度被视为健康中国战略中五项基本医疗卫生制度之首，那么分级诊疗具体是什么，应该如何进行分级诊疗呢？

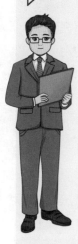

关键词

分级诊疗 转诊

分级诊疗的好处在于它合理利用了医疗资源，使各类医疗机构发挥自己的优势。通过将不同难度的病例分散到不同级别的医院，有效缓解了大医院的看病压力，加快患者的就诊速度。对于常见病、多发病，在基层医疗机构诊治，医疗服务价格更低、起付线更低、报销比例更高，可极大地降低患者的医疗费用负担。此外，分级诊疗还有助于提升医疗服务的质量和效率，对于疑难病、复杂病，通过大型公立医院与基层医院联动的预约挂号、预约床位及绿色通道等，可明显缩短患者在大型公立医院的住院候床时间，节约患者的时间和费用。

2015年9月8日，国务院办公厅发布《关于推进分级诊疗制度建设的指导意见》，指导各地推进分级诊疗制度建设，一方面通过完善双向转诊制度，落实各级各类医疗机构功能定位；另一方面加强医院与基层医疗机构合作，畅通双向转诊通路。分级诊疗通过"基层首诊，双向转诊，急慢分治，上下联动"的方式，按照疾病的轻重缓急及治疗的难易程度进行分级，让不同级别的医疗机构承担不同疾病的治疗任务，以扭转当前不合理的医疗资源配置格局，解决资源配置不均衡的问题。

基层首诊　常见病、多发病首先在基层医疗机构就诊。

双向转诊　社区医院收到病情复杂更适合上级医院处理的患者，应及时转诊，这些患者在上级医院度过危险期或者得到规范诊疗后，可转回到社区医院进行康复治疗或者护理。通过完善双向转诊程序，重点畅通慢性期、恢复期患者向下转诊，逐步实现不同级别和类别医疗机构之间的有序转诊。

　　急慢分治　"急"即急性病，其特点为发病急剧、病情变化很快、症状较重；"慢"即慢性病，指身体结构和功能发生改变，无法彻底治愈，需要长期治疗、护理及进行特殊康复训练的疾病，具有病因相似、起病隐匿、病程长、不可逆、并发症多、伤残率／致死率高、经济负担重等特点。"急慢分治"就是根据疾病特点，把患者分流到适合的医疗机构就诊。通过完善急性及慢性病服务体系，将度过急性期的患者从三级医院转出，转诊至基层医疗机构，从而落实各级各类医疗机构急性及慢性病诊疗服务功能。

　　上下联动　在上下级医疗机构之间建立分工协作机制，促进优质医疗资源纵向流动。

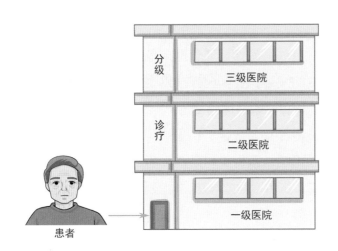

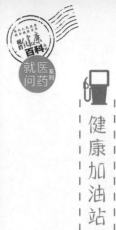

推动分级诊疗落地的制度建设及引导政策

家庭医生 是世界各国医疗卫生服务体系的主体，在维护居民健康方面发挥着重要作用。我国的家庭医生制度和服务体系正在不断完善中，该体系的建设有助于居民的基本医疗服务，扮演着居民"健康守门人"的角色。

医保制度 按目前的医保政策，社区医院、一级医院起付线低、报销比例高，三级医院起付线高、报销比例低，用医保起付线标准与报销比例的差异化支付来助推分级诊疗。

医生多点执业 卫生部门出台了医生多点执业的政策，鼓励优秀医疗人才下沉，其目的在于让大型公立医院的医生能够去基层坐诊，缓解基层医疗人才短缺现状，有助于提升基层诊疗能力。

互联网医疗 随着医院信息化建设和移动互联网技术的发展，我国已完成网上就诊开药的基础设施建设。随着国家医保局《关于积极推进"互联网＋"医疗服务医保支付工作的指导意见》出台，线上诊疗和买药逐步纳入医保支付范围，将为分级诊疗提供强大的助力，也可以有效解决医疗资源配置不均衡的问题。

（赵　杰）

4. 什么是**定点医疗机构**

日常生活中，大家可能在就医报销时听到"在定点医疗机构可以用医保卡报销"的说法，但很多人对定点医疗机构并不太了解。那么究竟哪些诊疗费用医保能报销，哪些诊疗费用医保不能报销呢？

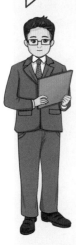

定点医疗机构指经统筹地区劳动保障行政部门审查，与医疗保险经办机构签订协议，经社会保险经办机构确定的，为城镇职工基本医疗保险参保人员提供医疗服务，并承担相应责任的医疗机构，包括公立医疗机构和具有一定资质的民营医疗机构。按照定点医疗机构的级别，根据其医疗保险管理及医疗费用发生情况，划分为 A、B、C 三类。

A 类　将管理规范、收费合理、医疗服务优良的定点医疗机构确定为 A 类。

B 类　纳入 B 类管理的定点医疗机构，实行自查和检查相结合的管理方式，根据自查和检查情况进行比较，累计积分，积分较高的逐步改变检查方式，变普查为抽查。

C 类　把各项费用指标完成情况及管理工作较差的定点医疗机构确定为 C 类。

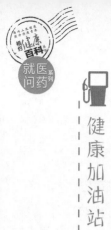

定点医疗机构的等级会影响起付线和报销比例吗

　　起付线是指医保统筹基金对参保人发生的属于政策范围内医疗费用进行补偿的计算起点，在该起点以下的医疗费用，由参保人员承担。但是参保人员在医保定点基层公立医疗机构使用已纳入国家医保药品目录的国家基本药物，普通门诊统筹不设起付线，医保按规定报销，而且报销比例相对大医院更高。江苏省规定，一级、二级、三级医疗机构政策范围内住院费用基金支付比例分别控制在85%、70%、60%左右。陕西省规定一级定点医院，住院报销比例为85%左右，但不得超过90%；二级定点医院，住院报销比例为70%左右；三级定点医院，住院报销比例不低于50%。河南省职工和城乡居民基本医疗保险政策范围内住院费用支付比例稳定在75%左右，不同等级医疗机构，其补偿率将会有很大差别。一般来说，低级别医疗机构的住院起付线低于高级别医疗机构的住院起付线，低级别医疗机构的报销比例高于高级别医疗机构的报销比例，也就是说国家鼓励患者小病在基层定点医疗机构就诊，报销比例更高、花费更少。

（赵　杰）

5. 生病是否一定要去
大医院

有的人可能在生病时第一时间就选择去大医院看病，而有的人会选择在离家近的小医院或者私人医院就医。不少人会因此产生困惑，是否生病了一定要去大医院？其实并非所有疾病都需要去大医院就诊。目前我国基层医疗机构建设相对完善，鼓励分级诊疗，患者要根据病情选择合适的医院就医。

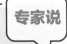

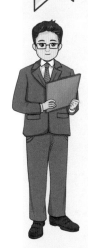

基层医疗机构一般指一级医院及以下等级的医疗机构（如乡镇卫生院、村卫生室和社区医院）。基层医疗机构主要向基层人民提供基本公共卫生服务和基本医疗服务。此外，基层医疗机构还可以为诊断明确、病情稳定的慢性病患者提供治疗、康复、护理等诊疗服务。以下疾病可选择在基层医疗机构诊疗。

成人常见疾病 如感冒、发热、腹泻、皮肤病。

轻度疾病 如轻微创伤、轻微烧伤。

慢性病 如糖尿病、高血压等需要长期治疗的疾病，可以选择就近的医疗机构就诊。

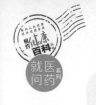

儿童常见疾病　如感冒、发热、咳嗽、腹泻。

老年人常见疾病　如心脑血管疾病、呼吸系统疾病、消化系统疾病。

大医院具有高水平的医疗技术和设备，能够提供全面的医疗服务和先进的治疗方案，拥有比较完善的医疗体系。三级医院可提供急危重症和疑难复杂疾病的诊疗服务；二级医院可接收三级医院转诊的急性病恢复期患者、术后恢复期患者及危重症稳定期患者。因此，患者应该根据病情选择适合的医院就诊。

（赵　杰）

6. 可以通过哪些渠道了解**医院的信息**

如今，互联网为患者了解医院、与医生进行远程咨询提供了多种渠道。以下是几种常见的了解医院信息的渠道。

互联网医院平台　专门为在线问诊和远程医疗服务而设立的线上诊疗平台。患者可以通过这些平

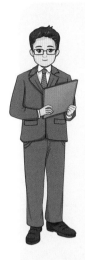

台注册账号，了解医院的情况、提供线上诊疗服务的相关科室和医生。在充分了解上述内容后可以进行在线咨询、预约挂号、上传和查看病历等操作。

医院官方网站或 App　许多医院建立了自己的官方网站或移动应用程序，患者可以通过以上渠道了解医院相关信息、进行在线问诊。同时，医院官方 App 通常提供医生在线咨询、预约挂号、查看检验报告和病历等功能。

社交媒体平台　一些医生或医疗机构会利用社交媒体平台建立专业的线上问诊渠道，患者可以通过关注医疗机构的账号或者直接联系医生获取自己关注的信息。

同行推荐　如果您有在医药行业工作的亲人、朋友，可以通过他们了解医院的具体情况。

其他平台　如国家医保服务平台。

健康加油站

为了保证网上问诊的安全性和质量，患者应该选择正规可信的医院官方平台或医生，并遵循平台的使用规则和流程。同时，在线上问诊过程中也要注意个人隐私的保护和信息安全。

如何科学高效就医

（赵 杰）

二

常见科室
分布

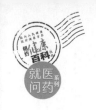

7. 医院里有哪些
常见**科室**

医院是一个复杂且多元化的机构，包含许多不同的科室和部门。以下是一些常见的科室及其职责。

专家说

门诊部　是医院的主要入口，包括门诊大厅、挂号处、收费处、取药处、候诊区等。医生在这里为患者进行初步诊断，开具检查单和处方。

急诊科　是医院里急症的处理中心，24 小时开放。主要为车祸、突发疾病、溺水等需要急救处理的患者提供诊疗服务。医生需要迅速判断病情并给予适当治疗，为患者提供及时的急救措施。

外科　是医院的重要临床科室，负责诊治外科疾病，包括普外科、泌尿外科、骨科、胸外科、血管外科、整形外科等。医生通过详细问诊、体格检查和实验室检查，确定疾病性质并制订手术或非手术治疗方案。外科包括手术室、换药室等，医生进行各种手术，如疝修补术、胃肠吻合术，并治疗创伤和烧伤患者。

内科　是医院的重要临床科室，负责诊治内科疾病，包括呼吸内科、心血管内科、消化内科、肾内科、内分泌科等。医生通过详细问诊、体格检查和实验室检查，确定疾病性质并制订治疗方案，如心脏病、高血压、糖尿病的治疗。医生进行疾病的诊断和治疗，为患者提供内科疾病的管理和建议。

妇产科　是为女性提供妇科疾病、孕产以及计划生育等诊疗服务的科室。

儿科　是治疗儿童疾病的科室。医生为婴幼儿、青少年提供疾病诊断和治疗，包括生长发育评估等。

精神科　是治疗心理和精神疾病的科室。医生通过心理咨询、心理治疗等，为患者提供精神疾病的治疗和建议。

检验科　是医院的重要辅助检查科室，负责进行各种实验室检查，如血液、尿液、粪便检查。医生根据检验结果进行诊断和治疗。

放射科　是进行 X 线、CT 等影像学检查的科室。辅助临床医生根据影像学检查结果进行疾病的诊断和治疗方案的选择。

药剂科　是负责药品管理和分发的科室。药师根据医生的处方配药，确保患者得到正确的药物治疗。

康复科　是负责为患者提供康复治疗和康复评估的科室，包括肌力训练、物理治疗、作业治疗等，帮助患者恢复身体功能。

营养科　是负责为患者提供营养评估和建议的科室，根据患者的疾病状况和营养需求制订个性化的饮食计划。

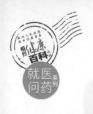

以上仅是医院的一些常见科室及其职责的简单说明。实际上，医院还有许多其他科室和部门，都有其独特的功能和职责。

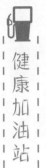

常见科室及对应症状

呼吸内科　出现咳嗽、咳痰、气短、胸闷、憋气、哮喘、打鼾等等表现的，可以在此科室就诊。

消化内科　出现腹部疼痛、反酸、恶心、呕吐、腹泻、便秘等等表现的，可以在此科室就诊。

内分泌科　出现多饮、多食、多尿、体重减轻、心率增快、怕热、多汗、肥胖、高血脂、满月脸等等表现的，可以在此科室就诊。

神经内科　出现头晕、头痛、口角歪斜、偏瘫或全身瘫痪、癫痫、肌无力等等表现的，可以在此科室就诊。

心血管内科　出现胸痛、心悸、头晕、乏力等等表现的，可以在此科室就诊。

肾内科　出现水肿、尿少、血尿、尿频、尿痛等等表现的，可以在此科室就诊。

血液内科　出现贫血、容易出血且不易止血、无痛性淋巴结肿大、皮肤紫癜等等表现的，可以在此科室就诊。

风湿免疫科　出现关节晨僵、肿胀、疼痛等等表现的，可以在此科室就诊。

肝胆胰外科　出现腹腔积液、消化道出血、黄疸等等表现的，可以在此科室就诊。

胃肠外科　出现上腹部刀割样痛、呕血、急性右下腹痛、黑便等等表现的，可以在此科室就诊。

泌尿外科　出现尿频、尿急、尿痛、血尿或膀胱区疼痛、睾丸疼痛、排尿障碍等等表现的，可以在此科室就诊。

疼痛科　出现偏头痛、带状疱疹引起的疼痛、三叉神经痛、痛经等等表现的，可以在此科室就诊。

（赵　杰）

8. 为什么医院里很少有**男科**

经常有患者带着疑惑的表情问"你不是外科医生吗？怎么男科也在你这儿看？"还有人不屑地问"怎么这么大的医院连个男科都没有？"有些患者一走进诊室就不解地问"我要看男科，怎么让我挂泌尿外科的号？"众所周知，几乎每个医院都设有妇科，那为什么很少设有男科呢？

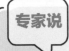

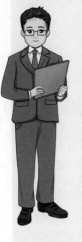

男科 泌尿外科

想要回答上文的问题，就要从男科这门学科说起。男科是一门综合性学科，除了泌尿系统和生殖系统相关知识外，还涉及心理学、神经学、内分泌学和营养学等内容。无论是在西方还是在东方，男科的起步都较晚，属于新兴学科。在中国，1985 年中华医学会内分泌学会第一次成立"男性学组"，1991 年中华医学会泌尿外科学会成立"男科学学组"，1995 年中华医学会男科学分会正式成立。我国既往面临男科患者多、公立医院体系独立男科少、男科专业医生少的局面，但近年来在各级学（协）会的共同推动下，中国现代男科学逐渐发展起来。我国的一些大型医疗机构已经开始设立男科门诊，专门处理男性生殖健康问题。同时，国家卫生健康委员会等相关部门也在推动性别平等和男性健康的相关工作。

虽然目前男科在我国的发展还存在一些挑战，但随着社会的发展和公众健康意识的提高，相信男科将会得到更好的发展。

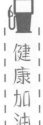

健康加油站

虽然很多医院并未设立男科，但通常会设立泌尿外科或者生殖科，一样可以诊治男科疾病。因此，男性患者前往医院就诊时，如果就诊的医院没有独立的男科，可以前往泌尿外科或者生殖科就诊，也可以直接前往有明确独立男科的正规医院就诊。

（赵 杰）

9. 哪个年龄段的孩子
应该到**儿科**就医

关键词

儿科　年龄　常见病

很多人比较困惑，多大的孩子生病应该去看儿科？这个问题不仅患儿家长搞不清楚，很多时候连儿科医生也有不同的说法。

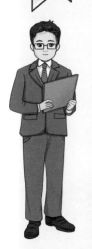
专家说

儿科是专门研究儿童生长发育和疾病的一门学科，专门关注儿童（从新生儿到青少年）的健康和医疗需求。在不同国家和地区，儿科医生负责的儿童年龄范围可能有所不同，但通常儿科医生会为新生儿到青少年时期的患者提供诊疗服务。

儿科就诊年龄一般为 0~14 周岁，由于各医院规章制度存在差异，在部分医院 18 周岁以下的患者均可前往儿科就诊。《中华人民共和国未成年人保护法》、联合国《儿童权利公约》均将儿童定义为"18 周岁以下的任何人"。目前，很多医院将儿科门/急诊及儿科住院患者的年龄扩大至 18 周岁。儿科医疗服务的对象如下。

新生儿期　从出生到 28 天，这段时间内孩子被称为新生儿。

婴儿期　从 28 天到 1 岁。

幼儿期　1~3 岁。

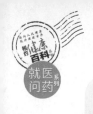

学龄前期至学龄期　3~12岁。

青少年期　12~18岁。

当青少年达到儿科就诊的上限年龄,他们通常会被转到成人科室接受医疗保健服务。值得注意的是,在某些特殊情况下,如慢性病的管理或有特殊需求的儿童,可能在成年后继续由儿科医生跟进,直到更适合的成人医疗保健体系接管为止。建议家长在孩子成长的每个阶段都与儿科医生保持紧密沟通,确保孩子的健康监测和疾病预防措施得到及时和适当的实施。

由于年龄等特殊因素,孩子在用药和治疗上都与成年人略有不同,因此,不建议家长参照成年人的方式对孩子进行治疗或直接前往成年人科室就诊。

（赵　杰）

10. 眼科和耳鼻咽喉科
主要治疗哪些疾病

眼科和耳鼻咽喉科主要是诊治眼、耳、鼻、咽喉这些部位疾病的科室。很多人觉得这些部位出现问题都是小毛病,然而事实真的是这样吗?

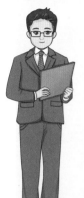

眼科和耳鼻咽喉科均是医学领域的专科，主要关注眼、耳、鼻、咽喉部位的疾病。

眼部相关疾病 结膜炎、角膜炎、白内障、青光眼、视网膜脱离、视网膜血管阻塞和视网膜病变等。

耳部相关疾病 听力下降或耳聋（包括先天性和获得性）、外耳道感染或中耳炎、耳鸣或耳内异响、耳垢堵塞等。

鼻部相关疾病 鼻塞、鼻出血、鼻窦炎、鼻息肉或鼻腔肿瘤等。

咽喉部相关疾病 咽喉疼痛、咽炎、扁桃体炎、声音嘶哑、咽喉肿痛、喉癌等。

如果遇到以上问题或相关症状，眼科或耳鼻咽喉科医生会根据患者的症状、病史和体格检查进行专科检查和测试，如鼻内镜检查、视力检查、听力测试，以确定诊断并制订适当的治疗计划。眼科、耳鼻咽喉科疾病由于涉及眼、耳、鼻、咽喉这些重要部位，直接关系到我们的感知、呼吸和交流等基本功能，因此应该给予足够重视，及时求医并进行适当干预。

中耳炎并发症 严重的中耳炎可能导致脑膜炎或脑脓肿等并发症。

耳聋 耳聋可以是先天性的，也可以是后天因素引起的。某些耳聋可能需要听力辅助设备或手术干预。

关键词

眼科 耳鼻咽喉科 疾病

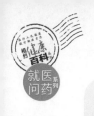

喉癌和鼻咽癌　这些是头颈部恶性肿瘤，需要进行早期诊断和综合治疗，包括手术、放射治疗和化学治疗等。

鼻窦炎并发症　严重或复杂的鼻窦炎可能导致脑膜炎、眼眶炎、骨髓炎等并发症。

特发性耳鸣　这类耳鸣原因不明，严重影响患者的生活质量，需要进行评估和治疗。

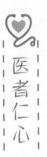

"眼科泰斗"张效房教授的故事

张效房，1920年10月出生于河南省开封市，男，回族，中共党员。我国眼内异物研究的奠基人和眼外伤专业的学术带头人。曾任中华医学会眼科学分会委员和常务委员、眼外伤职业眼病学组组长及名誉组长，中华医学会河南省医学会常务理事及名誉副会长、眼科学会主任委员及名誉主任委员，世界眼科基金会中国分会会长、*J.Ocular Trauma* 杂志编委等。

张效房教授出生于医学世家，从小立志成为一名治病救人的医生。1939年，他以第一名的成绩考入国立河南大学医学院（现郑州大学第一附属医院）。由于家乡遭到日寇侵占，很多学生无任何经济来源，仅靠学校发放的"贷金"补贴生活。自入学起，张效房就进入半工半读的生活状态。读书期间，张效房每天晚上都会在油灯下复习到很晚，每天天一亮，就会拿着书或笔记本起来学习。"那个时候生活艰苦，没有钢笔，没有墨水，就想办法，用染衣服的染料，化成水，把木棒削尖当钢笔蘸着写。"张效房说，"那时我们认真学习不是为了考学位，而是为了学好医学去救国"。1945年，从国立河南大学医学院毕业后，张效房留校工作，成为一名眼科医生。

张效房教授在国内最早开展角膜移植手术的研究，首先攻破眼内异物摘除的难题，建立了眼内异物定位和摘除的"张效房法"，并在国内外得到推广。他改进的小切口白内障手术方法不仅效果好，而且易于掌握、节省费用，使我国农村、山区广大白内障盲人得到了治疗的机会，被中国残联定为"视觉第一中国行动"医疗队和定点医院的规范手术方法。目前，我国已经基本达到没有白内障盲人这一目标，这个手术起了很大作用。

"愿做春蚕、吐丝不已、至死方休；甘当蜡烛、奉献光明、耗尽自身"是张效房教授的座右铭。如今，104岁的他见证了中国眼科事业从起步到飞跃的历程。张教授目前仍担任《中华眼外伤职业眼病》杂志的主编，眼科同行都被他认真负责、精益求精的精神所感动。70多年来，他始终坚守在眼科临床第一线，门诊、病房，指导本科生、研究生、留学生的大班课样样不落、一丝不苟，得到了患者、医学生、业界同行的高度赞誉。

古语有云："仁者寿"，这句话在张效房教授身上得到了印证。张效房教授把自己获得的"河南省十大

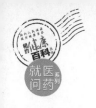

科技功臣"等奖励的奖金和个人多年积蓄捐出，设立
"张效房医学学术基金"用以资助眼科学学术研究。作
为与中国共产党同龄的党员，他的心中有着太多不能
放下的责任。他在眼内异物研究领域留下的科研成果
和个人经验同样也是一笔巨大的财富，值得后人学习
和借鉴。

（李陈晨）

11. **康复科**医生
主要看哪些疾病

很多人不了解康复科，觉得这个科室听上去就像扎针灸、做推拿
的中医科，事实真是如此吗？

康复科是专注于综合性治疗，旨在帮助患者康复
和恢复功能、提高生活质量的科室。它涵盖了广泛的
疾病和症状，包括运动系统康复、中枢神经系统康复、
心脏康复、呼吸系统康复等方面。它基于循证医学，
结合物理疗法、运动康复、药物管理、心理支持等多
种手段，帮助患者恢复运动能力、提高生活质量。康
复科的医生和治疗师通常是经过专业训练并持有相关

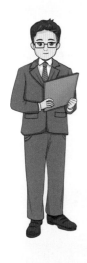

执业资格的医务人员。

运动系统康复 可以提供针对骨骼、关节、肌肉和神经系统的康复治疗，以帮助患者恢复运动能力，包括骨折、脊柱问题、肌肉损伤、运动损伤以及关节置换术后等的康复。

中枢神经系统康复 针对中枢神经系统疾病或损伤，如脑卒中、脑损伤、脊髓损伤、多发性硬化等，提供康复治疗，以促进神经功能的恢复，改善患者的日常生活能力。

心脏康复 针对心脏疾病或心脏手术后，提供心脏康复计划，包括体力活动、心理支持和生活方式改变等。

呼吸系统康复 对于患有慢性呼吸系统疾病（如慢性阻塞性肺疾病）或需要呼吸机支持的患者，提供呼吸系统康复计划，包括呼吸训练和呼吸支持。

此外，康复科还可以处理其他各种慢性病或临床情况，如运动障碍的康复、肢体残疾的康复、平衡和协调问题的康复、抗癌治疗后的康复、儿童康复。

尽管康复科和中医科都涉及疾病治疗和康复，但它们的治疗方法、理念和专业背景存在明显差异。康复科以现代医学为基础，注重科学和证据的支持，而中医科则基于中医传统理论和经验。康复科更注重综合性、科学性和现代化的治疗手段；中医科更注重传统中医疗法的运用。无论选择康复科还是中医科，都应根据个人需求和情况选择适合自己的治疗方式。

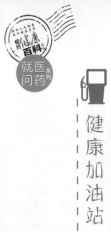

手术之后需要进行康复治疗吗

　　成功的手术之后，专业的康复治疗是不可或缺的。康复治疗有助于恢复功能、促进愈合、减轻症状并缓解疼痛，同时提供心理支持。通过专业的康复治疗，患者可以更快地恢复健康，提高生活质量。

　　恢复功能　手术可能解决了特定的健康问题，但手术本身并不能立即恢复人体的功能。康复治疗通过制订康复计划和治疗方法，帮助患者逐步恢复手术后的功能，包括运动能力、灵活性、力量和日常生活技能的恢复。康复治疗可以加速康复过程，使患者能够更快地回归日常活动和工作。

　　促进愈合　康复治疗有助于促进手术创口的愈合和组织修复。物理治疗、康复训练和其他治疗方法可以改善血液循环、促进新陈代谢，帮助伤口愈合、组织再生。专业的康复治疗可以确保伤口愈合良好，降低并发症的发生风险，提高手术的成功率。

　　减轻症状，缓解疼痛　手术后常伴随着疼痛和其他不适症状。专业的康复治疗可以提供疼痛管理，采用物理疗法、药物疗法和其他方法来减轻疼痛和不适感。通过有效的疼痛管理，患者能够更好地进行康复训练和活动，加速康复过程。

　　提供心理支持　手术对患者的心理状态可能产生影响，包括焦虑、恐惧和抑郁等情绪反应。专业的康复治疗不仅关注身体恢复，还提供心理支持和咨询。康复团队可以帮助患者应对情绪困扰，提供情感上的支持和积极的心理调适策略，促进患者的心理健康。

（李陈晨）

12. 中医科医生
主要看哪些疾病

中医作为中国传统医学的重要组成部分，承载了数千年的智慧与实践。中医对于治疗和调理多种疾病具有独到的见解和方法，尤其在治疗慢性病、改善健康状态以及调节人体内环境等方面表现出独特优势。通过个体化的辨证施治，中医旨在从根本上调整人体的生理功能和增强体质，实现真正的治未病。

专家说

中医是一种具有数千年历史的医学体系，它基于中华传统文化并在长期实践中形成和发展起来。中医理论体系包括了阴阳五行理论，脏腑、经络理论等，主要治疗方法包括开具中药方、针灸、推拿（按摩）、拔罐、刮痧、食疗等。

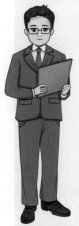

中医在诊治各种疾病时采取的方法和理念与西医有很大不同，中医主要诊治以下几类常见疾病。

内科疾病　中医认为，内科疾病多与脏腑功能失调、气血不和有关，如感冒可以根据风寒或风热的不同症状来决定用辛温发散或清热解表的药物；胃痛可能与饮食不节、情志不舒等因素导致脾胃功能失调有关，中医会使用健脾和胃以及疏肝理气、和胃止痛的方法。

外科疾病　外科疾病不仅是局部问题，还是整体失衡的表现，很多皮肤病在外敷药物的同时也要内服药物以调整身体内在的平衡。对于外伤，中医重视推拿和手法复位，同时外用中药以促进伤口愈合。

妇科疾病　中医根据女性的生理特点治疗妇科疾病。例如，针对痛经可能使用活血化瘀的药物配合针灸治疗。

男科疾病　中医认为，肾藏精，与生殖功能密切相关，所以会使用温肾壮阳等方法治疗阳痿、早泄等男科问题。

儿科疾病　中医认为，儿童的生理特点是"稚阳未充，稚阴未长"，所以在治疗儿科疾病时，既要注重病因的治疗，又要重视正气的培养和保护。

五官疾病　中医通过调整身体的内在平衡来治疗五官疾病。例如，耳鸣可能与肾精不足有关，治疗时可能采用滋阴补肾的方法。

肿瘤辅助治疗　中医在肿瘤治疗中强调整体调理和平衡机体

免疫力，用中药来减轻放射治疗和化学治疗的不良反应，提高患者的生活质量。

神经精神疾病 针对失眠、抑郁等神经精神疾病，中医往往从脏腑功能失调的角度考虑治疗，如用药物和针灸调养心肝。

疼痛管理 针对疼痛，中医不仅关注痛点，更重视经络和整体的调和。例如，颈椎病可能与肝肾不足、经络不畅有关，治疗时可能采用补肾养肝和疏通经络的方法。

（李陈晨）

13. 什么时候需要到
预防保健科就医

预防保健科是现代医疗体系中的重要一环，专注于疾病的预防和健康的维护。当需要了解如何通过生活方式改善健康、预防慢性病的发生，或在无明显病症时进行健康风险评估，或需要接种疫苗、进行常规健康体检、健康咨询与教育时，预防保健科将是首选。此外，对于职业病的预防、季节性疾病的预警以及传染病的防范，预防保健科也可以提供专业的指导和服务。

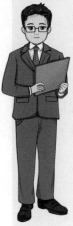

专家说 预防保健科的作用是帮助个体维持最佳的、长期的健康状态，防止疾病发生。以下是一些需要到预防保健科就诊的情况。

常规健康体检 是预防保健的基石，可以早期发现疾病的迹象，防患未然。成年人通常建议每年至少进行一次常规健康体检，包括测量血压和体重、身体检查以及必要的实验室检查。

健康咨询与教育 能够帮助公众理解和管理自己的健康状况。预防保健科可以提供有关各种健康问题的资料和咨询，帮助公众提升健康素养。

免疫接种 是预防传染病的最有效的方法。除了儿童需要接种规划疫苗外，成年人也需要根据年龄、个人健康状况、免疫力水平以及旅行计划等接种相应的疫苗。

疾病风险评估 如果有心血管疾病、糖尿病、癌症等慢性病家族史，或者生活方式可能增加某些疾病的发生风险（如吸烟、过度饮酒、不健康饮食或缺乏锻炼），预防保健科可以进行疾病风险评估，并提供个性化的预防建议。

生活方式咨询 生活方式对健康有着巨大影响。如果需要改善饮食习惯、减重、增加运动量或戒烟，预防保健科可以提供专业的指导和支持。

慢性病管理 持续的慢性病管理是预防疾病恶化的关键。对于已经被诊断为高血压、糖尿病等慢性病的患者来说，定期复查并适时调整治疗方案是非常有必要的。

职业健康管理　某些职业可能暴露于特定的健康风险。预防保健科可以对这些风险进行评估，并提供职业病预防建议。

心理健康管理　可以影响我们的情绪、思维和行为。预防保健科可以提供针对抑郁、焦虑等心理健康问题的评估和指导。

儿童发展监测　儿童在成长过程中需要定期进行身体检查和评估，以确保其发育正常。预防保健科医生会监测儿童的生长发育指标，在必要时提供营养和生活方式建议。

孕前和孕期咨询　孕前咨询可以帮助计划怀孕的女性做好身体、心理等方面的准备；孕期检查则可以保障孕妇和胎儿的健康。

老年健康管理　可以帮助老年人预防和管理多种健康问题，如关节炎、心血管疾病、记忆力下降等。

（李陈晨）

14. 什么是**重症监护病房**

重症监护病房（intensive care unit, ICU）是医院中专门用来治疗重症患者的部门，它配备了先进的医疗设备和专业的医疗团队，可以提供连续的、高水平的监护和治疗。在 ICU 中，患者通常病情较为严重，需要得到更密集的护理和更精细的医疗干预。

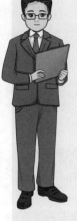

专家说

重症监护病房是围绕患者最紧迫的需要而设计的，其目标是抢救和保护生命，同时为患者的恢复打下基础。重症监护病房内的患者病情往往非常复杂且多变，配备的医疗团队训练有素、协作高效、反应敏捷。重症监护病房的特点如下。

配备高级监护设备　重症监护病房配备了各种监测患者生命体征的设备，如心电监护仪、呼吸机、血压监测器等。

组建专业医疗团队　重症监护病房的医疗团队由医生、护士和其他医疗专家组成，他们在重症医学方面拥有特殊的培训和经验。

提供全天候监护　重症监护病房提供 24 小时不间断的监护服务，确保患者得到实时的医疗照顾。

制订个性化治疗方案　在重症监护病房中，医疗团队会根据患者的具体情况制订个性化的治疗方案。

开展多学科协作　重症监护病房中的治疗通常需要多个医学专科的紧密合作，如心内科、肾内科、呼吸科等。

提供紧急医疗干预　重症监护病房能够提供快速的紧急医疗干预，如心肺复苏、手术。

哪些情况可能需要进入重症监护病房治疗

1. 某些严重感染，如重症败血症。

2. 某些大型手术后，需要密切监测和稳定术后情况。

3. 某些重大创伤，如车祸或跌落后的严重伤害。

4. 重要器官功能障碍，如急性呼吸窘迫综合征或急性肾损伤。

5. 某些严重的心脏疾病，如心脏病发作后的监护。

6. 某些复杂的药物治疗，需要精确监测和调整。

重症监护病房的目标是通过提供集中的护理和治疗，帮助患者度过危险期，使其身体状况稳定到可以转入常规病房继续恢复的程度。

（李陈晨）

15. 常见**医技科室**有哪些

医技科室运用专门的诊疗技术和设备，辅助临床诊断和疾病治疗，是每个综合医疗机构不可或缺的重要组成部分。医技科室旧称为"辅助诊疗科室"，因为不设病床、不收患者，也被称为"非临床科室"。

关键词

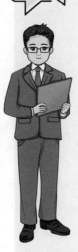

医技科室 辅助诊断

医技科室的特点　医技科室和其他临床科室一样，都是医院对患者进行诊断、治疗的重要环节。有所不同的是，医技科室的工作并不是直接治疗和管理患者，而是辅助临床科室的工作，为临床科室提供技术支持。医技科室借助专业的仪器设备和专门的技术手段对患者进行特定部位或标本的检查，提供科学可靠的诊疗依据及药品、消毒用品或其他临床条件，直接或间接地服务于临床医疗科室，最终服务于患者。医技科室的工作有以下三个特点。

1. 专业性强，具有相对独立性。

2. 借助专业的仪器设备和专门的技术手段开展业务工作，为患者的诊疗提供客观依据。

3. 一切工作围绕临床，面向全院，为各临床医疗科室服务。

医技科室的分类　按工作性质和任务分为以诊断为主的、以治疗为主的或重点以配合诊疗供应为主的科室。目前我国各级各类医院医技科室的结构组成、学科专业设置没有统一的模式，大致分为以下四类。

以诊断为主：如检验科、生化科、微生物科、病理科、核医学科。

以治疗为主：如理疗科、针灸科、激光科、营养科。

以配合诊疗供应为主：如消毒供应室、血库、医疗仪器设备维修中心。

既能为临床提供诊断依据，又能对一些疾病独立完成治疗的科室：如放射科、超声科等。

医技科室的人员　临床医生和技师不同，临床医生通过培训可以从事相关的技师工作，但技师不允许从事临床工作。

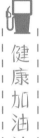
健康加油站

核医学科是做什么的

第一次听到"核医学科"，很多人会问："医院有这个科室吗？这个科室是做什么的？"

核医学科是医院主要的医技科室。核医学科的"核"，指的是放射性核素（也被称为不稳定核素，是指不稳定的原子核，能自发地放出射线，如 α 射线、β 射线，通过衰变形成稳定的核素）。核医学是研究核技术在医学的应用及其理论的学科。核医学科主要业务如下。

影像学检查与功能诊断　利用各种肿瘤显像剂进行全身各部位肿块的定性、肿瘤分期、辅助定位等。

标记免疫分析　开展甲胎蛋白（AFP）、癌胚抗原（CEA）等肿瘤标志物、激素等的检测。

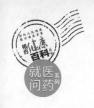

放射性核素治疗 用放射性核素进行治疗，如针对骨转移瘤、甲状腺功能亢进症的治疗，改善患者的生活质量。

肿瘤筛查 利用核医学设备进行全身、无创的快速肿瘤筛查。

（李陈晨）

就医方式

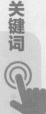

关键词

就医

门诊 急诊 远程

16. 有哪些常见的
就医方式

就医方式通常可分为门诊就医、住院就医、急诊就医等，患者可以根据所需要的服务类型、病情紧急程度以及个人偏好进行选择。

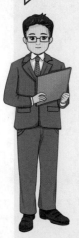

普通门诊就医　指患者根据自己的症状选择前往医院的门诊就医，进行初步的问诊、体格检查和诊断。

预约门诊就医　患者可以通过电话、网络或应用程序预约门诊就诊时间，这是非紧急情况下常见的就医方式。

急诊就医　指患者由于突发的严重疾病或伤害，直接前往医院的急诊就医。急诊 24 小时开放，可以处理突发的严重的健康问题。

住院治疗　指由于患者的病情需要长期观察、治疗或手术等，被医生建议住进医院的病房，接受全方位的医疗服务。

体检就医　指患者为了了解自身的健康状况，前往医疗机构进行全面体检。

远程医疗　通过互联网等方式进行的医疗咨询和治疗。适用于无法亲自前往医院就诊的患者。

上门医疗服务　指家庭医生、全科医生为行动不便的患者提供上门医疗服务。提供上门医疗服务的医生通常对患者的健康状况比较了解。

药房诊所　在某些药房，有一些专业的医务人员可以为公众提供疫苗接种、健康咨询等服务。

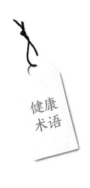

健康术语

远程医疗　远程医疗服务是一方医疗机构邀请其他医疗机构，运用通信、计算机及网络技术为本医疗机构诊疗患者提供技术支持的医疗活动。远程医疗服务项目包括远程病理诊断、远程医学影像（含影像、超声、核医学、心电图、肌电图、脑电图等）诊断、远程监护、远程会诊、远程门诊、远程病例讨论等。远程医疗服务的目的是让患者无须亲自到诊所或医院就可以接受医疗咨询和治疗，特别适用于居住在偏远地区的患者或者那些难以前往异地医疗机构的人。

（李陈晨）

17. **首诊**和**复诊**分别指什么

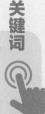

首诊 复诊 健康进展

在医疗领域，"首诊"和"复诊"是两个常用的概念，它们通常用于描述患者在医疗机构中就诊的不同阶段。首诊是患者最初的医疗接触，而复诊是在首次诊疗后的后续就诊，目的是监测和管理患者的健康状况。

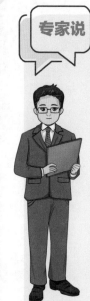

专家说

首诊 指患者首次到医疗机构（如医院、基层医疗机构）就诊。在首诊阶段，医生会进行详细的病史询问、体格检查、检验检查等，以确定患者的病情、明确诊断。首诊的目的是建立患者的基本医疗档案，初步了解患者的健康状况，从而为后续的治疗和管理打下基础。

复诊 指患者在首次就诊后，根据医生的建议或病情需要而再次到医疗机构就诊。复诊的目的是追踪患者的病情变化、评估之前的治疗效果、调整治疗计划，并提供持续的医疗关怀。复诊可以帮助医生更好地了解患者的健康进展，并及时采取必要的措施。复诊是否需要预约挂号通常取决于医疗机构的政策和具体情况。一般来说，复诊需要预约挂号。

（李陈晨）

18. 到了医院是看**急诊** 还是看**门诊**

在前往医院就诊时，什么情况下看急诊，什么情况下看门诊？您选对了吗？

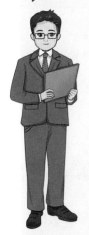

如果病情紧急且需要立即处理，最好选择前往急诊就医；如果症状不是很紧急，可以考虑门诊就诊，这样有助于更好地组织医疗资源，减少等待时间。

急诊

如果患者面临严重的、突发的健康问题，可能威胁到生命安全或需要紧急处理，可以选择急诊。以下情况建议前往急诊就医。

威胁生命的紧急情况 如果面临威胁生命的紧急情况，如严重创伤、严重呼吸困难、急性心脏病发作，应立即前往急诊就医。

突发事件 如果遭遇了突发健康问题，如脑卒中、严重过敏反应、昏迷，应立即前往急诊就医。

严重疼痛 如果正在经历突然而剧烈的疼痛，且疼痛无法缓解，应立即前往急诊就医。

门诊

　　如果病情不紧急，并且可以在一定时间内等待，患者可以选择前往门诊就医。以下情况建议前往门诊就医。

　　非紧急病症　如果身体虽然不适，但不属于紧急情况，可以提前预约，按照约定的时间前往门诊就医。

　　慢性病管理　如果患有慢性病，如高血压、糖尿病，可以通过门诊就诊的方式定期进行疾病管理。

　　轻微创伤或症状的处理　对于一些轻微的创伤或症状，如轻微扭伤、轻微发热，可以选择门诊就医。

（李陈晨）

19. 应该选择**线下就医**还是**线上就医**

　　线上就医，即互联网就医，和传统的线下就医相比各有优势和不足，而如何选择适合自己的就医方式成为许多人面临的难题。

专家说

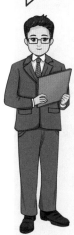

线下就医的优势

面对面交流：医生能够通过面对面交流更好地了解患者的病情，有助于医生作出更准确的诊断、制订更具有针对性的治疗方案。

实验室检查：一些疾病需要进行实验室检查和影像学检查，这些设备通常只在医院或诊所里才能够使用。

线下就医的劣势

时间和空间限制：患者需要前往医院或诊所，消耗时间和精力，尤其对于一些生活忙碌的人来说可能不太方便。

排队等待：在一些大型医院，患者可能需要花费大量时间排队等待，影响了就医效率。

互联网就医的优势

便捷高效：患者可以随时随地通过医院官方平台向医生咨询，避免了排队等待的时间，提高了就医效率。

专业医生服务：互联网就医平台通常会有一支专业的医生团队，患者可以得到及时、专业的咨询服务。

互联网就医的劣势

缺乏面对面交流：由于是在线咨询，缺乏面对面交流，医生可能无法全面了解患者的病情。

关键词

互联网就医 线下就医 面对面交流

部分疾病需要线下检查：部分疾病需要前往线下医院或者诊所进行实验室检查、影像学检查。

不论是线下就医，还是线上就医，均需要根据个体的实际情况进行选择。对于一些急性疾病和需要进行实验室检查、影像学检查的情况，线下就医可能更为合适；对于一些常见病症和慢性病的管理，线上就医则更为便捷和高效。此外，一些平台还提供了线上复诊、电子病历等服务，使得患者能够更好地管理自己的健康状况。

（王琳琳）

20. 什么情况下
需要医生**上门看诊**

医生上门看诊作为一种传统的医疗方式，在某些情况下仍然具有重要的价值，为特定群体提供更为贴心和个性化的医疗服务。在特殊情况下，如行动不便的患者、具有特殊医疗需求的个体，医生上门看诊可以满足其在家中得到专业医疗服务的需求。

专家说

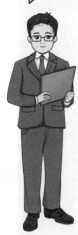

在以下情况下，可以考虑请医生上门看诊。

急救情况 在一些需要急救的情况下，如突发心脏病、脑卒中，需要医生尽快进行诊断和处理，此时医生上门可以提供更加迅速地医疗救助。

慢性病管理 对于一些患有慢性病的患者，尤其是行动不便的老年人，医生上门看诊有助于更好地帮助患者监测病情、调整治疗方案，并提供针对性的医疗建议。

孕妇产前检查 孕妇在孕期需要进行一系列产前检查，有时由于特殊情况无法前往医院，医生上门看诊可以保障孕妇及胎儿的健康。

传染病防控 在传染病暴发期间，医生上门看诊可以降低患者的感染风险，同时提供及时的医疗支持。

健康加油站

需要注意的是，医生上门看诊并非适用于所有情况。对于一些需要紧急救治或需要进行复杂检查的情况，仍然建议患者前往医院。在选择医生上门看诊时，患者需要充分了解自己的病情，并与医生进行有效沟通，以确定自己是否适合这种医疗服务方式。

（王琳琳）

关键词

急救 慢性病 上门看诊 孕期

四

就医前的
准备

21. 为什么就医前需要挂号

挂号实际上是一个预约的过程，通过挂号，患者可以选择合适的医生、合适的时间就诊，同时也能帮助医院更好地管理医疗资源，避免患者长时间等待等情况的发生。

关键词

分流　引导

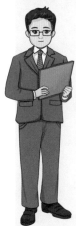

专家说

在我国古代，医生看病时会在木板上写下患者的名字和病情，患者进门前，有专人将患者的木板挂在门上，表示此刻这位患者正在接受诊治。这个木板被称为"号木"，这就是"挂号"最初的情形。现在的医院，采用电子挂号的方式。患者可以在医院的服务窗口，或者通过手机、电脑进行挂号。就医前的挂号是中国医疗体系中的一个关键环节，可以有效地提高患者的就诊效率、避免医疗资源浪费。挂号的作用如下。

预约提醒和通知　挂号系统可以向患者提前发送预约提醒和通知，确保患者不会错过预定的就诊时间。

避免长时间等待　挂号后患者按照约定时间前往医疗机构就诊，可以避免长时间等待。

确保诊疗效果、提高就诊效率　现在许多医院，尤其是大型三甲医院，某些专科下还包括亚专科，如

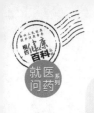

骨科，在部分医院分为脊柱外科和关节外科等专科。患者应针对自己最主要的就诊诉求挂号，这样做可以确保诊疗效果。此外，有些患者需要就诊于多个科室，可以同时挂几个号，这样做可以提高就诊效率。

分流患者　通过挂号，医疗机构可以合理分流患者，将他们分配至相应的医疗部门，以便更合理地分配医生、护士、诊疗室和医疗设备等人力资源和医疗资源。

医生准备和病历记录　挂号后，医生能够提前了解患者的病史和症状，以便更好地为患者提供医疗服务。此外，挂号还有助于确保医疗记录的准确性和完整性。

控制医疗费用　挂号可以帮助医疗机构更好地管理医疗服务的成本。通过合理分配资源，可以更有效控制医疗费用。

避免滥用急诊部门　挂号可以将非紧急情况的患者引导到门诊就诊，从而减轻急诊的负担，使急诊资源可以更好地服务于紧急情况。

确保紧急情况得到及时处理　通过挂号，医疗机构可以优先安排紧急情况的患者，确保他们能够及时获得医疗救助。

（王琳琳）

22. 为什么不同医生的 **挂号费**不同

挂号费的不同可能与多个因素有关，包括医院等级、医生资质、挂号方式、保险覆盖程度等。不同医院、不同科室、不同医生的挂号费都可能存在差异。

不同医生不同的挂号费可能与以下因素有关，患者在选择医生时通常会考虑这些因素，并根据自身的需求和预算作出决策。

医生的资历和经验　经验丰富的医生，如副主任医师、主任医师等通常会收取更高的挂号费，因为他们在医疗领域拥有更多的知识和技能。患者愿意支付更多的费用以获得经验丰富的医生的诊疗服务。

医生的专业领域　不同专业领域的医生收取的挂号费可能不同。例如，专科医生可能收取比家庭医生更高的挂号费。

医疗机构的定价政策　医疗机构可能根据其自身的定价政策来设置不同医生的挂号费。这可能受到医疗机构的财务状况、地理位置、竞争环境和市场需求的影响。

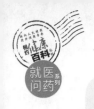

区域差异　由于生活成本和医疗服务价格在不同地区会有差异，故不同地区的挂号费可能有所不同。

医生的声誉和知名度　一些知名医生可能收取更高的挂号费，如国家级知名专家、省级知名专家，这是由于他们的声誉和知名度可能吸引更多的患者。

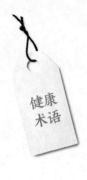

主任医师　当前是医生职称中的最高级别，属于正高级别。在医院中，需要与"科主任"进行区分。科主任，是指医院某科室的行政主任，并非指职称；主任医师是职称名，其级别相当于医学院校的教授。部分主任医师同时也被评为"教授"职称，承担一定的科研与教学任务。

副主任医师　为副高级职称，其级别相当于医学院校的副教授。部分副主任医师同时也被评为"副教授"或"教授"职称，承担一定的科研与教学任务。

主治医师　属于中级职称，在医院中，需要与"主治医生"或"主治大夫"进行区分。在医院，各科室将床位分配给不同的医生，负责每一张床位的医生常被患者和同行称为"主治医生"或"主治大夫"，他们可由住院医师、主治医师和副主任医师等担任，是一种责任人称呼；主治医师则是通过国家卫生专业技术资格考试，并获得中级职称的医师。

住院医师　属于初级职称，简称"住院医"，其职责主要是完成基本医疗工作，包括收治患者、记录病程、在上级医师指导下开医嘱、进行某些临床操作等，是对患者进行全程诊治的一线医生，但需要接受上级医师（主治医师及以上）的指导与监督。

在医院，通常下级医师有疑问可请示上级医师，而重大手术多由职称高的医师主刀。如果在门诊工作，通常只有高级职称的医师才能出专家门诊；有技术特长的中级职称的医师可以出专科门诊；初级职称的医师只能出普通门诊。

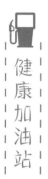

健康加油站

医生的职称越高越靠谱吗

医学生毕业后，需要经过长时间的规范化培训，在考取执业医师资格证、获得执业资格后，才能被称为"医生"，才能执业。也就是说，能够在门诊看病的医生，不论职称高低，专业水平都是值得信赖的，看病时还得根据自己的实际情况选医生。

常见初次就医可以选择主治医师　面对第一次来看病的患者，医生通常会在询问病情后开具检查单（包括抽血、影像学检查等），之后会根据检查结果作出诊断。初诊时建议选择主治医师，既可以减少等待时间，又可以避免医疗资源的浪费。在必要的情况下，主治医师会给出进一步的诊疗建议，如更换职称更高的医生进行后续的诊断和治疗。

疑难杂症可以选择主任医师或副主任医师　以下两种情况，建议直接选择主任医师或副主任医师：一是在其他医院就诊过，没有确诊或确诊后不能解决的；二是经同等医院的主治医师诊疗后未得到解决的疾病。主任医师和副主任医师资历更高、经验更丰富，面对病情复杂的患者，能够更快速、准确地诊断疾病、制订治疗方案。

（王琳琳）

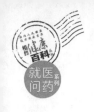
23. **就医前**需要准备 哪些**资料**

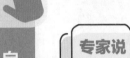
提前准备哪些资料和信息可以帮助医生更迅速、准确地评估患者的健康状况，制订适当的治疗计划呢？

专家说

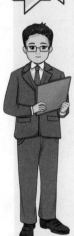

在就诊前做好充分准备，如准备好病史及相关就诊材料，可以让医生更好地了解患者的情况并完成医保报销等流程，少跑弯路，提高效率。如果不确定需要准备哪些资料，可以提前拨打医疗机构的咨询电话或联系家庭医生进行咨询。

身份证明　需要提供身份证明，如身份证、护照，这是建立病历档案的必需品，没有对应的身份证明就无法挂号。

医保卡　需要携带医保卡或提前在手机上绑定医保卡，在门诊、住院或买药时出示医保卡或医保二维码，可直接进行报销并使用医保账户余额进行费用结算。

就诊预约信息　如果已经预约了就诊时间，需要带上预约确认单或挂号单，以便医生和医疗机构了解患者的到访计划。

就诊卡　每个医院几乎都会提供自己医院的就诊卡，通过就诊卡，很多医院目前实现了自助挂号、缴费，免去患者排队之苦。

病历和病史 患者需要提前准备关于其健康状况的详细信息，包括既往的疾病史、手术史、家族史以及既往的治疗情况等。如果本人无法清楚口述以上信息，可将以往的病历报告、检查结果、医嘱和相关药品等直接展示给医生，有助于医生更全面地了解患者的病史。

药物清单 列出当前正在服用的药物，包括药物的名称、剂量和用法，这对于医生判断是否需要对患者进行用药调整非常重要。

过敏信息 提供任何已知的食物过敏、药物过敏或其他过敏反应的信息。

检查、检验报告 如果之前进行过任何检查、检验，包括实验室检查、影像学检查（如 X 线、MRI），则应带上相关报告和结果，以供医生参考。

症状描述 尽量清晰地描述症状，包括症状的起始时间、严重程度、变化情况以及可能引起症状的触发因素。

健康目标和疑虑 患者可以告诉医生其健康目标和担忧，以便医生能够提供合适的治疗建议和治疗方案。

其他重要文件 根据具体病情，可能需要提供其他重要文件，如医疗授权书、既往的医嘱或医疗护理指令。

除了以上资料，就诊前可以列出想与医生讨论的重点问题等。

（王琳琳）

24. 就医前需要了解哪些信息

关键词

信息 就诊前

在就医前，提前做好各项准备，可以更好地管理医疗事务，使就诊流程更加有条不紊。

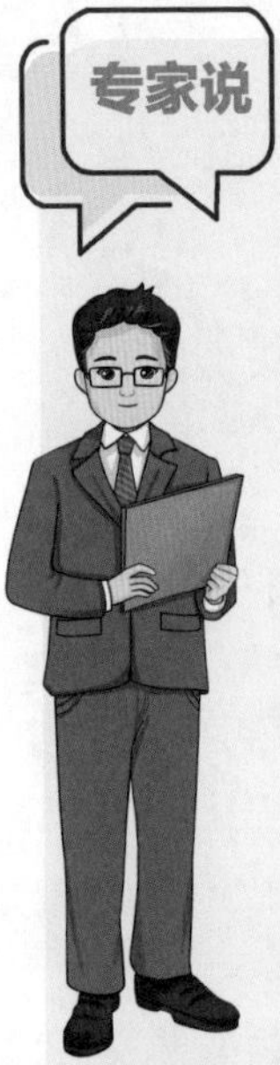

需要提前了解的信息如下。

就诊医疗机构的信息 确认就医医疗机构的地点、联系电话、地址以及工作时间，有助于提前安排出行时间和乘坐的交通工具。此外，还需要了解就诊医疗机构是否属于医保定点医疗机构。

就诊科室与医生的信息 首先，患者需要确定症状和疾病所属的临床科室。其次，在同一科室中，不同医生的专攻领域有所不同，例如有的眼科医生擅长青光眼和白内障的治疗，有的眼科医生擅长眼底病和葡萄膜炎的治疗。提前了解上述信息可以帮助患者获得更精准的医疗服务。

挂号信息 患者需要依据预约时间达到医院，按顺序就诊。所以患者需要获取确切的就诊时间和日期，以确保按时到达。

就医流程信息 在前往医院或诊所之前，了解一般的就医流程可以更好地准备和预估等候时间。通常包括挂号、候诊、医生问诊、可能的检查和诊断、药物处方（如果需要）、复诊等。

医保信息　携带医保卡，以便在就医时进行结算和报销。若有商业医疗保险，需要提前了解保险覆盖的医疗费用、需要支付的自付款以及是否需要提前获得批准等信息。

（王琳琳）

25. 是否需要提前了解
医保报销政策

了解医疗保险和报销政策通常是很重要的，直接关乎就诊的医疗负担。提前了解这些政策和规定可以更好地规划就医，并确保获得合理的报销。

目前，我国医疗体系分为社会医保和商业医保两种类型，不同地区可能有不同的政策和规定，因此需

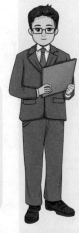

要提前了解。以下信息可以向当地的医保部门、保险公司或医疗机构医保办公室咨询。

社会医保政策　如果在中国工作或居住，可能被要求参加社会医保计划。不同地区的社会医保政策有所不同，因此需要了解自己所在地的医保政策，包括报销比例、报销范围和需要满足的条件等。

商业医保政策　许多居民会购买商业医保来补充社会医保的覆盖范围。商业医保的政策也各不相同，涵盖的项目和报销比例可能有所不同。

报销流程　了解医疗费用的报销流程是很重要的，包括需要提交哪些文件、报销时限等。

医疗机构的选择　一些医疗机构可能与社会医保合作，提供直接的医保结算服务；有些医疗机构可能需要患者先垫付费用，然后再申请报销。因此，了解医疗机构的政策很关键。

自费部分　不是所有医疗费用都能被社会医保和商业医保覆盖，有些项目可能需要自费。需要提前了解哪些项目需要自费以及费用水平。

异地就医　异地就医报销政策是由国家和地方政府共同管理的，因此具体政策可能因地区而异，需要提前了解自己参保地的异地就医政策、就医流程、报销比例等。

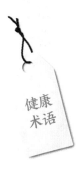

健康
术语

异地就医　可以简单定义为参保人在其参保统筹地区以外发生的就医行为。在社会医疗保险范畴内，"异地"一般是指参保人参保的统筹地区以外的其他国内地区，"就医"则是参保人的就医行为。

（王琳琳）

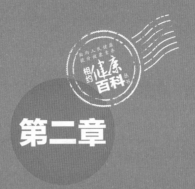

第二章

急诊就医

一

什么时候需要
急诊就医

1. 什么情况必须**急诊就医**

很多患者患病第一时间想到去看急诊，有的是图方便、快捷，到了就能看；有的是错过了门诊就诊时间。在实际工作中，非急症患者占用了大量的急诊资源，影响了急诊科的正常运转和急症患者的及时救治。那究竟什么情况首选急诊就医呢？

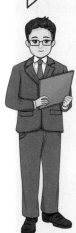

急诊是指对急重症患者紧急的救治和抢救。急诊的存在保证了我们在突发疾病、意外伤害时，能在最短的时间内得到专业、科学的救治。人吃五谷杂粮，难免一病。为了更合理地分配医疗资源，保证真正急症患者的及时抢救和救治，需要了解什么情况下必须去急诊。

神志意识 患者出现意识不清、抽搐、昏迷、嗜睡、昏厥等状况必须去急诊。

体温 人体的体温通常为 36~37℃，如果经过物理降温或药物退热后，仍未达到正常体温，应尽快去急诊。

血压 人体血压正常值为高压（收缩压）<120mmHg，低压（舒张压）<80mmHg，如果收缩压 <90mmHg，舒张压 <60mmHg，可结合平时血压情况和症状判断是否需要去急诊。若收缩压 >180mmHg，舒张压 >110mmHg，应该去急诊，防止血压继续升高出现高血压急症、高血压脑病、恶性高血压，甚至造成肾衰竭、心力衰竭。

突发感觉异常　如全身或半身麻木、口角歪斜、身体活动障碍（半身不遂、偏瘫）、不能言语、四肢冰冷、全身冷汗等，应尽快去急诊。

严重创伤　指患者存在影响生命的损伤，如开放性气胸、脏器大出血、严重颅脑损伤、严重坠落伤、脊髓损伤、胸部创伤。一般情况下，严重创伤患者的最佳抢救时间在最初的 30 分钟内。

出血　包括呕血、咯血、急性且出血量大的便血和尿血、外伤、自伤、自杀等，应尽快去急诊。

大小便变化　若超过 24 小时没有小便、小便次数多且排尿有疼痛感、小便颜色异常；大便次数每日超过 3 次，而且不成形，应尽快去急诊。

意外伤害　如触电、坠落伤、溺水、烧伤、挤压伤，应尽快去急诊。

中毒　食物中毒、药物中毒、化学品中毒、毒蛇毒虫咬伤等，应尽快去急诊。

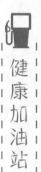

健康加油站

急诊就医有哪些注意事项

1. 看病前带齐材料，减少来回奔波。看病前带上患者的医保卡或就诊卡、身份证，并带上既往病历资料、近期检查报告等，以便医生全面了解病情。

2. 看急诊时，最好有家属陪同，尤其是老人和儿童患者。不要让患者独自就医，以免发生病情变化或医生需要家属协助时找不到人的情况。

3. 到急诊科后先到分诊台进行分诊，护士会进行初步的病情评估，并根据病情指引患者到相应的诊室就诊。如果候诊患者太多，护士会告知等候区域。在等候区域，分诊护士会定时巡视。当患者感觉症状加重时，应及时反馈给分诊护士，必要时会安排优先就诊。

4. 在急诊，病情更紧急、更严重者先就诊，其他患者需要对此给予理解和配合。

5. 急诊多以对症治疗为主，不要认为症状缓解就是治好了病，应该保留急诊病历，按时去专科门诊复诊治疗。

（王婧雯）

2. 何种**发热**需要急诊就医

在日常生活中，我们不可避免地会出现发热的情况，何种发热需要到急诊就医，何种发热可以居家护理呢？

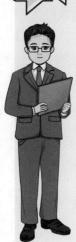

关键词

发热 高热

专家说

发热只是一种症状，并非一种疾病，通常是由细菌或病毒感染、自身免疫力降低、药物反应等因素引起的，常出现于疾病的早期，易被患者察觉。发热是疾病的信号之一，也是重要的临床表现。一般而言，人体各个部位的体温是不一样的，腋下正常温度为 36.0~37.0℃，口腔正常温度为 36.3~37.2℃。临床上一般将温度分为四个等级：低热，37.3~38.0℃；中热，38.1~39.0℃；高热，39.1~41.0℃；超高热，41.0℃以上。

典型发热过程的三个阶段

产热＞散热	产热≈散热	产热＜散热
体温上升期	高温持续期	体温下降期
疲乏无力 皮肤苍白 寒战	面色潮红 口唇干燥 头痛、头晕 呼吸、脉搏加速 寒战减少	大量出汗 皮肤潮湿

需要特别关注的发热伴随症状

经物理降温或药物退热后，如果体温仍持续高于 38.5℃，就要及时就医。与此同时，发热伴随的一些症状也应该引起注意。

1. 精神变化（如精神萎靡）、头痛、颈部僵硬等。

2. 皮肤上出现扁平、小而紫红色的斑点（瘀点），表现为皮下出血、低血压、心跳加快或气短、呼吸困难、体温在 40℃以下。

3. 最近使用了免疫抑制剂。

4. 儿童出现高热惊厥，通常表现为双眼上翻、四肢僵硬或抖动、口唇发绀、牙关紧闭，唤之无回应。

5. 有特殊病史的患者，如心肌炎、免疫系统疾病。

出现上述表现，应该立即急诊就医。如果发热持续超过 24~48 小时，即便并未出现上述表现，也应该急诊就医。

常见的退热

捂汗退热　很多人以为捂汗可以退热，其实这样做不但没有效果，反而会使疾病更加严重。在发热时，人体会以出汗的方式来降温，但是过度捂汗很容易引起机体脱水或者电解质失衡，从而使病情加重。因此，正确的做法是适当增加饮水，补充电解质，以维持身体的水和电解质平衡。

酒精擦浴　酒精擦浴会刺激皮肤，引起毛细血管收缩，阻碍散热。酒精容易通过皮肤吸收，可能导致酒精中毒。

立即使用退热药　如果是低热，一般无须服用退热药，只要多饮水、增加营养摄入就可以，但应注意观察患者的病情变化。如果体温 ≥ 38.5℃（有过高热惊厥史的患者体温 ≥ 38.0℃）且出现精神萎靡、头痛、肌肉酸痛等表现时可以在医生的指导下服用退热药。退热药的服用剂量、次数都必须严格按照药品说明书执行。

（王婧雯）

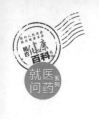

3. **出血**需要急诊就医吗

在日常生活中，难免磕碰造成身体部位的创伤而出血，出血的种类很多，严重的创伤可能引起大出血而危及生命。那么何种出血需要急诊就医，何种出血无须特殊处理呢？

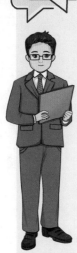

专家说

出血是创伤的常见现象，过多的出血可引起患者休克，甚至威胁生命。根据出血部位的不同，可分为内出血、外出血。内出血通过患者的临床表现及各种检查手段才能确定出血部位，当出现内出血症状时，应及时急诊就医。在抢救外伤患者时，需要及时止血的大部分为外出血。对于普通的小伤口，出血量少、出血速度慢，如擦伤、磕碰伤所致出血，一般无须特殊处理。如果伤口较大、出血量大、出血速度快，如利器伤、撕裂伤所致出血，应及时急诊就医。

必须急诊就医的出血

颅内出血　一般由外伤、高血压、血液病、感染引起。早期出现剧烈头痛、恶心、呕吐、昏迷，心跳、血压、呼吸不稳；甚至导致脑部神经异常放电，引起抽搐、意识不清等症状，需要及时急诊就医。

咽喉出血　常伴有颈部、咽喉部疼痛、异物感、咳嗽、声音嘶哑等。此外，还可能伴有痰中带血、发热、呼吸困难、吞咽困难等症状。

消化道出血　上腹疼痛，伴有呕吐，呕吐物可能是鲜血或咖啡色物质，或者出现排黑色、不成型柏油状大便，或直接便血，提示可能存在消化道出血。当伴有大汗、乏力、面色苍白、心跳增快时，提示出血量较大，需要尽快急诊就医。

其他　各种原因所致的大量出血，如头部、胸部或腹部严重损伤所致出血、大动脉喷射状出血、吐血、咯血、便血、五官出血以及持续用力按压 10 分钟不能止血等情况，应该尽快急诊就医。

出血的急救方法

1. 如果出血较少且伤势并不严重，这种出血常能自行停止。通常用酒精消毒伤口周围皮肤后，在伤口上覆盖消毒纱布或创口贴即可。不主张在伤口上涂抹红药水或止血药粉。

2. 若伤口大且出血不止，可用干净的纱布包扎伤口，抬高受伤部位使其高于心脏水平。使用橡皮止血带效果更好，但要注意每隔 20~30 分钟必须将止血带放松几分钟，否则容易引起伤口远端肢体缺血坏死。若出血情况仍然很严重，应立即急诊就医。

特别提醒

如果伤口是被钉子、木头等尖锐物质刺伤、扎伤所致，或者伤口接触了土壤、生锈物品、木屑等容易受到外界破伤风梭菌侵入的物质，应该由专业医生对伤口进行清创处理，并遵医嘱接种破伤风疫苗。

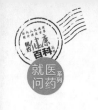

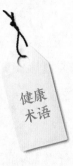

外出血 体表有伤口，血液从伤口流到体外，这种出血易被发现。

内出血 体表没有伤口，血液不是流到体外，而是流向组织间隙（皮下肌肉组织），形成淤血或者血肿，流向体腔（腹腔、胸腔、关节腔等）和管腔（胃肠道、呼吸道）形成积血。由于内出血不易被发现，容易发展成大出血，危险性较大。

（王婧雯）

4. 突发剧烈疼痛
需要急诊就医吗

有时候感觉身上疼痛，通常会选择先忍一阵，但并不是所有的疼痛都能"忍忍就过去了"，一些疼痛提示身体内部存在着更大的健康问题。

疼痛，从生物学角度说是一种人体自我保护和警告信号，一般是身体受到损伤或疾病侵袭时产生的不适感，它的作用在于提示我们注意身体状况，及时寻求治

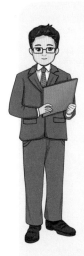

疗。疼痛的发生部位不一定在生理解剖位置上，有可能发生在其他部位，这就是医学上所说的放射性疼痛。比如心脏方面的疾患，可以表现为左肩部、背部疼痛，其次表现为胸部、腹部疼痛，也有极少数人表现为牙痛。疼痛还可引发其他不适症状，影响生活质量，如肌肉萎缩、关节僵硬、失眠、焦虑。因此出现疼痛时，需要正确判断疼痛的性质，必要时立即急诊就医。

疼痛的分类

急性疼痛　通常是突然发生的，与损伤或炎症相关，持续时间较短。急性疼痛可以由外伤、手术、感染等引起，通常在病因消除后逐渐缓解。

慢性疼痛　常持续较长时间，可能与慢性病有关，如关节炎、癌症。慢性疼痛可能是持续性的，也可能是间歇性的。这类疼痛可能需要长期管理和治疗。

何种疼痛需要急诊就医

以下情况，疼痛可能表明身体出现了严重问题，需要立即急诊就医，以免引发严重后果。

疼痛程度迅速加剧，无法忍受　如果疼痛骤然加重，尤其是在短时间内，此时应考虑是否有严重的身体状况，应立即急诊就医。

疼痛持续时间较长　如果疼痛持续数天或者更长时间，并且没有显著改善，这表明可能存在潜在疾病，应立即急诊就医。

关键词

剧烈疼痛　急性疼痛　慢性疼痛

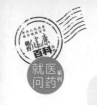

疼痛伴有其他症状 如果疼痛伴随发热、恶心、呕吐、腹泻、虚弱、出汗、心慌等症状，表明身体可能存在感染或其他疾病，应立即急诊就医。

药物治疗无效或疼痛反复发作 如果经非处方镇痛药治疗后疼痛仍无缓解迹象或反复发作，应立即急诊就医。

（王婧雯）

5. 突发感觉异常
需要急诊就医吗

在日常生活中，不可避免地会因为心理压力过大，或是处于疲劳、饥饿、缺乏睡眠等状态下，出现感觉异常。此外，一些疾病或药物也可能导致感觉异常。那么当出现感觉异常时是否需要立即急诊就医呢？

突发感觉异常是否需要急诊就医，具体取决于感觉异常的症状和严重程度。如出现手脚麻木等轻微情况，可以进行一段时间的观察，当症状消失后，一般

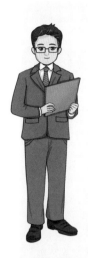

不需要去医院就诊。但如果感觉异常症状较重，如全身或半身麻木、口角歪斜、身体活动障碍（偏瘫）、不能言语、四肢冰冷，建议尽快急诊就医，以排除是否存在神经系统病变或其他严重疾病。

轻症感觉异常的处理措施

突发感觉异常的紧急处理方法取决于症状的严重程度和具体表现。如果症状较轻，可以采取以下措施。

1. 保持冷静，不要过度紧张或焦虑。

2. 观察症状变化，记录症状出现的时间、程度和持续时间。

3. 尝试寻找症状出现的原因，如是否为长时间姿势不正确、疲劳、压力所致。

4. 采取一些简单的放松措施，如深呼吸、休息，以观察症状是否得到缓解。

感觉异常急诊就医过程中的处理措施

1. 让患者平卧，保持安静，避免剧烈运动或情绪激动。

2. 保持患者呼吸道通畅，防止呕吐物误吸。

3. 观察患者的呼吸、脉搏、血压等生命体征，记录症状出现的时间、程度和持续时间。

4. 如果患者有意识障碍或呼吸困难，应立即进行心肺复苏或人工呼吸。

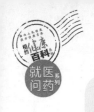

需要注意的是，对于突发感觉异常的患者，尤其是症状较重的患者，应尽快急诊就医，以便获得及时的诊断和治疗。在等待救援时，家属或者周围人可以采取一些简单的急救措施来缓解症状，但不可盲目自行用药或进行其他未经医生指导的急救措施。

（王婧雯）

6. 粪便和尿液变化
需要急诊就医吗

粪便和尿液能够反映人体的健康状况。如果发现自己的粪便和 / 或尿液出现了异常，到底需不需要急诊就医呢？

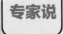 **如何辨别粪便异常**

频率 每周排便少于 3 次，粪便干硬且排便费力，症状持续至少 6 个月，则为慢性便秘。根据症状的严重程度及其对日常生活的影响，可将便秘分为轻度、中度、重度；如果每天排便 3 次以上，一天排便量较大，且粪便含水量超过 85%，则为腹泻。如果问题严

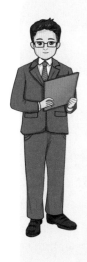

重，一定要尽快急诊就医。

形状　布里斯托粪便形状分类是对粪便形状专业的分类标准。理想型粪便应该是第四型，第三型和第五型也在可接受范围内。如果粪便过硬，容易引起便秘，伤及肠道，形成原因可能是膳食纤维摄入较少；如果过稀软甚至不成形，可能是消化不良、感染等所致。此外，长期进食较少、进食稀软食物，也会导致大便稀软。

关键词

粪便和尿液异常　隐患

便秘

1. 坚果状便便		硬邦邦的小块状，像兔子的便便
2. 干硬状便便		质地较硬，多个小块粘连在一起，呈香肠状
3. 有褶皱的便便		表面布满裂痕，呈香肠状
4. 香蕉状便便		质地较软，表面光滑，呈香肠状
5. 软便便		质地较软的半固体，小块的边缘呈不平滑状
6. 略有形状的便便		无固定外形的粥状
7. 水状的便便		水状，完全不含固态物质

正常

腹泻

颜色　正常粪便的颜色为棕黄色或金黄色，为成形的圆柱状。如果变红或沾有血迹、色黑而发亮或者变白，首先应当排除食物或药物的影响。如西瓜、火龙果、菠菜、胡萝卜或动物内脏会使粪便变色。对于正常人来说，通常情况下这种异常会在 1~2

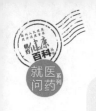

天内消失。如果饮食正常，粪便颜色异常持续 1 周或者更长时间，则需要警惕，应尽快急诊就医。

如何辨别尿液异常

量与次数　尿液的量与次数，一方面反映了饮水量，另一方面反映了肾功能。尿路感染、糖尿病、前列腺疾病以及精神因素，都会引起排尿量和排尿次数的改变。若超过 24 小时没有排尿、排尿次数多且排尿有疼痛感，应尽快急诊就医。

颜色　尿液通常呈淡黄色，不同颜色的尿液可反映不同的健康问题。除了颜色之外，排尿时产生的泡沫也有提示意义。正常情况下，排尿时会形成少量泡沫并很快消散。如果泡沫较多且不易散去，有可能是尿液中蛋白质含量升高。过度劳累、剧烈运动、摄入过多高蛋白食物等都有可能出现蛋白尿，这通常是暂时的。如果尿液中长期出现泡沫，则需要尽快就医。

浅稻黄色	黄色透明	深黄色	琥珀色或蜂蜜色	糖浆色或棕啤酒色
很健康，饮水也很充足	很正常	还算正常，应尽快补充水分	身体缺水了，现在就要喝些水	可能已经严重脱水，或者患了肝脏疾病，应赶紧喝水，如果之后还这样，就得去看医生了

（王婧雯）

7. **意外事故**需要急诊就医吗

在日常生活中，特别是在节假日期间，总是能够看到发生各种意外事故的新闻。一旦出现意外事故，如摔倒、撞到身体要害部位，危险性会有多大？如何确定要不要拨打 120 急救电话？

专家说

需要急诊就医的意外事故如下。

严重创伤　如果发生严重的车祸、跌倒、撞击或其他意外伤害，导致严重创伤，如骨折、撕裂伤、烫伤，应尽快急诊就医。

意外中毒　如果意外摄入有毒物质，如农药、清洁剂、汽油，或者被毒蛇咬伤，应尽快急诊就医。

突发剧烈疼痛　意外事故后伤者突发严重疼痛，如头痛、腹痛、胸痛，且无法忍受，应尽快急诊就医。

突发呼吸困难　意外事故后伤者突然出现呼吸困难，如窒息、气胸，应尽快急诊就医。

突发眩晕或昏厥　意外事故后伤者突然感到眩晕或昏厥，应尽快急诊就医。

其他紧急情况　意外事故后伤者突发其他紧急情况，如出血不止，应尽快急诊就医。

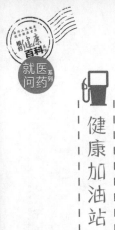

意外事故中如何自救 / 互救

烫伤　立即脱离热源；用流动的冷水冲洗烫伤部位 20~30 分钟，同时注意保护好水疱；轻轻除去烫伤部位的衣物；可用清洁的毛巾、布料等覆盖创面，避免污染；必要时应尽快急诊就医。

一氧化碳中毒　一氧化碳中毒者的嘴唇呈樱桃红色。如发现一氧化碳中毒者，应立即带其脱离中毒现场，将中毒者置于室外安全通风处，解开中毒者的衣领，将其头部偏向一侧，同时拨打 120 急救电话。

流鼻血　如在意外事故中发生鼻出血，不能以仰头的方式错误止血，因为这样做不仅无法有效止血，还有可能将血液吸入呼吸道，造成窒息。正确的做法是出血者身体前倾，微低下头，用手捏住出血侧鼻翼 5~10 分钟，如果之后出血还未停止，应尽快就医。

扭伤　在受伤后的前 48 小时，可以采取以下处理措施。

保护受伤部位：在急性损伤后的初期，应尽可能以适当的工具及姿势保护受伤部位，避免二次伤害。如避免患肢负重落地、使用护具。

冰敷：在受伤后 48 小时内，每隔 2~3 小时冰敷一次，每次冰敷时间为 15~20 分钟，冰敷袋每次使用不要超过 30 分钟，以免发生冻伤。

加压包扎、抬高患肢：用弹力绷带包扎受伤部位，同时将伤侧下肢抬高（平卧时稍高于心脏水平即可），这样做可以减少流向损伤部位的血液，从而减少软组织内出血和损伤部位的组织液渗出，有利于减轻肿胀。

适当负重：扭伤数天后可以进行关节活动度锻炼，并给予适当负重。

如采用上述处理措施后仍觉肿胀不适，即便可以部分负重，还是建议前往医院进行相应检查和治疗，以免延误病情。

（王婧雯）

8. **急性过敏**需要急诊就医吗

装修产生的甲醛、宠物的毛发及排泄物、各种花粉，都有可能导致过敏。一旦发生过敏反应，如何判断是否需要急诊就医呢？

急性过敏反应的全身表现为较严重的心率增快或心律失常、血压下降、意识障碍。急性过敏反应之"急"，有时从接触过敏原到发生严重反应只有数秒，症状出现的先后也并非由轻到重、由局部反应到全身

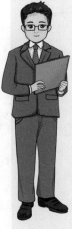

急性过敏　过敏原

反应，很多较危重的病例全身反应可先于或与局部反应同时出现。

　　一旦发现严重的过敏症状，要立即脱离可能的过敏原；如果症状不严重，有条件的患者可以口服抗过敏药，如氯苯那敏、氯雷他定；若疗效不显著，或症状在短期内显著恶化，甚至出现心慌、呼吸困难、哮鸣、头晕眼花、出冷汗、脉搏微弱、血压下降，应尽快急诊就医。在急性过敏反应的恢复过程中，一定要注意休息，在饮食上要尽量避开已经确定的过敏原，同时要避免摄入高蛋白食物，特别是那些容易引起过敏反应的食物，如海产品、鸡蛋、杧果、菠萝。

如何预防过敏反应

　　首先，尽可能找出过敏诱因并提前规避。如对花粉过敏，可出门戴口罩，慎防吸入花粉、动物皮屑、羽毛、灰尘；禁用或禁食某些对机体过敏的药物或食品。有些过敏病因不明的，应在医生的指导下积极排查过敏原。其次，必要的情况下，可在医生的指导下接受脱敏治疗。最后，应改善日常生活习惯，均衡饮食、适量运动，保持充足的睡眠，改善机体的免疫力。

（王婧雯）

二

前往
急诊就医

9. 什么情况下应该拨打
120 急救电话

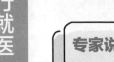
日常生活中难免会发生一些意外，大多数人在遇到车祸、外伤、突发疾病等情况时，会想到拨打 120 急救电话，但在实际院前急救工作中，真正需要急救的危重患者仅占出诊量的 20%~30%，剩下的大部分不需要急救。因此当意外突然发生时，应该冷静评估是否可以自行前往急诊就医。

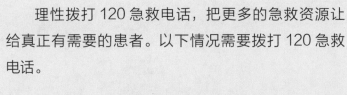

专家说

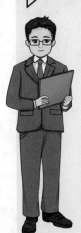

理性拨打 120 急救电话，把更多的急救资源让给真正有需要的患者。以下情况需要拨打 120 急救电话。

紧急情况　主要是指造成伤亡的意外事故，如交通事故、火灾，应立即拨打 120 急救电话。

突发情况　是指突发急病，如身边有人突然出现意识不清、肢体障碍、急性胸痛，应立即拨打 120 急救电话。

不适合自行急诊就医　这类情况往往难以鉴别，如果患者感觉行动会加重病情，应立即拨打 120 急救电话。

自行前往急诊的科学就医流程

预检分诊 患者到达急诊分诊台后，由接诊人员对其进行接诊分级、挂号（建就诊卡），测量患者的生命体征及分诊。分诊到具体的诊室后，患者应在诊室门外排队就诊。如果是危重患者，接诊人员会安排其直接进入急诊抢救室进行抢救。

就诊 如果患者曾经在该医疗机构就诊、住院，就医时可以携带或根据情况申请调取既往病历。医生诊疗完毕，患者可以持检查单和处方单到急诊收费处缴费。

检查 如果医生为患者开具了检查单，患者需要到相应的地方接受检查。患者应关注各项检查结果的回报时间，及时领取结果并反馈给医生。

治疗 如果医生为患者开具了处方单，患者需要到急诊药房取药；如果需要输液，应到输液室找护士。

离开急诊 如果在该医疗机构有大病历、病历号，则本次就诊记录、检查结果等资料会自动归档到病案科的大病历中；如果只有普通病历本，没有病历号，则在离开急诊时需要找医生拿走所有的就诊资料并妥善保存。

（王婧雯）

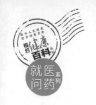

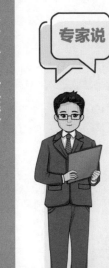

10. **120 急救**的 **救治流程**是怎样的

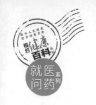

关键词

紧急 救援

　　120 热线如同一根救命稻草，每一通急救电话的背后，都代表着有生命陷入危险、需要救助，因此 120 热线又被称为"生命热线"。那么拨打 120 急救电话后，医生是如何进行医学救援的？

专家说

　　120 急救电话在医学救援过程中扮演着非常重要的角色。它是急救医疗体系的重要组成部分，承担着院外急危重症患者的现场抢救和转运。拨打 120 急救电话后，救治流程如下。

　　接受呼救　当有人拨打 120 急救电话时，急救调度员会询问呼救人的姓名、地址、病情等，并立即派遣最近的救护车前往现场。

　　现场抢救　急救人员到达现场后，会对患者进行初步的病情评估和治疗，包括心肺复苏、止血包扎、输液输氧等。如果需要进一步治疗，他们会将患者转运至附近有急救能力的医院。

　　转运患者　在转运患者的过程中，急救人员会密切关注患者的病情变化，并采取必要的措施确保患者的生命安全。

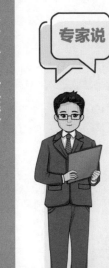

提供后续服务　在患者被送至医院后，急救人员还会提供一些后续服务，如协助家属办理住院手续、解答家属的疑问等。

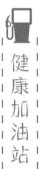

健康加油站

千万不要以为自己驾车将患者送至医院会比拨打120 急救电话叫救护车更快、更方便。120 急救人员会对患者进行紧急救援和诊断，并报告给医院，让医院的医生有充足的时间做好准备；救护车上的医疗器械，则可以在遇到紧急状况时及时救治患者。一旦发生险情，救护车会发出报警声，社会车辆会自觉避让，以方便患者及时到达医院。

（王婧雯）

11. **120** 指挥调度中心是 如何为患者**分配医院**的

我们都知道，在拨打 120 急救电话后，120 指挥调度中心会立即派出救护车和急救人员进行紧急救援。那么 120 指挥调度中心是如何为患者分配所要去的医院呢？

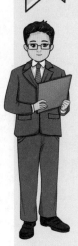

120 指挥调度中心

一般来说，120 指挥调度中心统一调配、部署城市所有急诊资源，分级、分区、分类处理急诊患者。在患者病情不稳定的情况下，为了第一时间进行急救，并遵循就近、就急和专业的原则，是不允许遵循患者或家属意愿前往指定医院的。但如果患者病情稳定，在此基础上兼顾患者、近亲属、监护人的意愿，是可以根据患者或家属的意愿送到指定医院的。

如果有下列情形之一，急救医生可以拒绝患方自行选择医疗机构的要求，但应当向其说明理由并如实记录。

➢ 患者病情危急，自行选择的医疗机构可能不满足救治需要。

➢ 自行选择的医疗机构距离救治现场较远，可能延误救治。

➢ 应对突发事件需要对患者统一组织救治。

➢ 依法应当对患者进行隔离治疗。

很多人会关心"叫救护车收不收费"的问题。很明确地告诉大家，救护车作为配置了专业医疗设备以及急救人员的特殊车辆，并不是免费的，且不在医保报销范围内。救护车费用一般包含两部分：救护车出车费、院前急救费。收费标准各地略有不同。

（刘景丰）

12. 如何高效拨打
120 急救电话

在遇到突发急症或意外伤害时，很多人并不知道如何和 120 调度员进行高效沟通，导致急救延迟甚至资源浪费。那么，到底要如何才能正确且高效地拨打 120 急救电话呢？

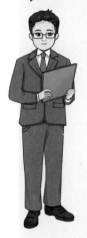

"120"作为拯救生命的急救热线，是每个人都应该珍惜和节约的急救资源，尽可能减少不必要的挤占，提高拨通的概率，以便最大程度地发挥急救中心的社会价值。为了能高效拨打 120 急救电话，需要做到以下几点。

保持冷静　也许需要急救的是你的亲人、朋友或者熟悉的人，这会让你非常焦虑、手足无措，但一定不要惊慌，保持镇静，听从调度员的指令。

信息准确　提供小区名称、楼号、单元号、房间号等准确地址，若对环境陌生或者不清楚具体地址，可观察周围是否有公交站、商场、学校、银行、饭店或电线杆编号等指示物，为救护车的及时到来提供指示。

准确描述　说清呼救原因及患者的大致情况，如发病表现、大致年龄、性别；描述患者目前的准确情况，如出血、昏迷或外伤。切勿说"人不舒服""很严重"等相对模糊的描述。对于车

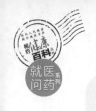

祸、火灾、塌方、触电、溺水、毒气泄漏等大型事故灾难，尽量提供受伤人数、事情经过等信息。

通信畅通　留下联系电话，保持电话畅通，以便急救中心可以指导在救护车到来前力所能及的自救措施。切记，要在回答120调度员的所有问题后才能挂断电话。同样不要急着用电话联系其他亲属或熟人，避免电话占线。如患者有服药，一定要记住药名和用量，并把这些信息告诉急救人员。

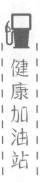

健康加油站

北京是全国唯一一个拥有两套急救系统的城市。遇到紧急情况时，拨打120和999都是可以的，将由急救中心统一调度。手机在停机、欠费、无SIM卡的情况下同样可以拨打。另外，若因情况有变，不再需要救护车，请尽快通知急救中心。

（刘景丰）

13. 救护车到来之前应该做哪些准备

在呼叫救护车后，作为患者亲属，或者身边的人，如果能做好相应的准备以及院前急救，可以在一定程度上提高患者的救治率。那应该做哪些准备呢?

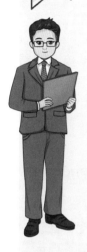

专家说

提前做好搬运准备　搬走过道上阻碍患者搬运的各种物品。

准备去医院的物品　主要是患者就医所需要的物品,包括患者的呕吐物(如有)或可供医生诊断参考的证据、发病前正在服用的药物;家属、公司或责任人的姓名及电话号码;既往病历、医保卡、身份证、现金或者银行卡等。

引导救护车辆　如果需要急救的地点位于偏僻的小区或者不太好辨认的位置,需要有人在小区门口或事故现场引导救护车辆。

积极自救互救　如果周围有人学过急救知识,可进行自救/互救,对心搏骤停的患者,立即进行心肺复苏,将会大大提高复苏的成功率。

(刘景丰)

健康
云课堂

家中需要常备哪些急救用品

关键词

院前急救　心肺复苏

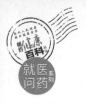

14. **救护车**能够提供哪些医疗**救助**

救护车承担着响应突发公共卫生事件、提供紧急医学救治的责任，那么救护车到底能够提供哪些医疗救助？

专家说

　　救护车到达现场后，急救人员会第一时间对患者的病情进行充分评估，并采取相应的急救措施，然后将患者转运至附近的医疗机构进行进一步治疗。在转运路上，需要依靠救护车上的装备设施对患者进行医疗救助。

　　氧气瓶、呼吸机　能够为呼吸困难的患者提供基本呼吸支持和高级呼吸支持。

　　心电监护仪　可用于监测患者的心电、血压、脉搏、血氧饱和度等生命体征。

　　输液设备　能够为休克患者开启静脉通道，进行快速补液和药物治疗。

　　夹板和支架　可用来固定患者骨折的肢体，避免患者颈椎和腰椎伤害加重。

　　除颤仪　可用于对恶性心律失常（如心室颤动、室上性心动过速、室性心动过速）患者进行电除颤，恢复正常心律。

除了这些基本设施外，部分救护车内还配置了更高级的设备，为患者提供救助。

血气分析仪　可用于检测患者的血气指标，评估患者的呼吸情况、代谢情况以及酸碱平衡情况。

超声机　用于腹部、心脏等部位的超声检查，对腹部疾病和心脏疾病患者的诊断具有重要意义。

床旁 X 线机　可用于对骨折、肠梗阻、肠穿孔等患者进行影像学检查。

救护车将患者安全送至医疗机构后，医疗救助并未就此结束，还需要进行移交。急救人员会将患者的病情以及详细的救治过程报告交给定点机构的医务人员，以提高疾病救治的效率。

（刘景丰）

三

急诊就医
流程

15. 如何进行**急诊病情分级**

到医院看急诊，很多人会有以下困惑"为什么护士建议我到门诊挂号？""我是先来的，为什么反而是刚刚推进来的患者更快得到救治？""我挂了急诊，为什么还要等上两个多小时？"通过了解急诊病情分级制度，也许能够解答这些困惑。

首先，急诊的"急"是病情"急"，如休克、心肌梗死、呼吸困难、惊厥、突发胸痛、急性腹痛，并非家属着急的"急"。

其次，急诊不是按照先来后到的顺序看诊，而是根据病情严重程度分诊。所以"先抢救，后治病"是急诊科最突出的特点，抢救患者生命是急诊的第一任务，因此需要一套严谨的预检制度，按照病情严重程度进行分级候诊。

根据我国2018年制定的《急诊预检分诊专家共识》，按病情危急程度分为四级，每位患者的分诊级别不是固定不变的，分诊人员需要密切观察患者的病情变化，尽早发现影响临床结局的指标，并有权及时调整患者的分诊级别和相应的诊疗流程，将不同分级的患者送至不同的诊疗区域救治。

Ⅰ级为急危患者，需要立即得到救治 急危患者是指患者正在或即将发生生命威胁或病情恶化，需要立即进行积极干预。Ⅰ级患者进入复苏区抢救，该区域应配置急诊最大的优势资源，具

备一切完备的抢救应急装备。此级别患者到后须即刻应诊，评估与救治同时进行，待患者生命体征稳定或相对稳定后，转入抢救区或急诊重症监护病房等区域进一步稳定、评估和处理。

Ⅱ级为急重患者，往往评估与救治同时进行　急重患者是指患者病情危重或迅速恶化，如不能即刻进行治疗则危及生命或造成严重的器官功能下降，或短时间内进行治疗可对预后产生重大影响。Ⅱ级患者需要进入抢救区进行抢救、支持和诊疗，该区域同样应设置完备的抢救仪器及设施。不同医院根据自身急诊患者就诊数量及疾病特征设置配套数量的抢救床、监护设施及生命支持设备。此级别患者应迅速进行急诊处理，医生和护士应在 10 分钟内应诊。

Ⅲ级为急症患者，需要在短时间内得到救治　急症患者存在潜在的生命威胁，如短时间内不进行干预，病情可能进展至威胁生命或产生十分不利的结局。Ⅲ级患者在优先诊疗区进行候诊，护士负责完善患者的病情资料，初步进行有关的快速检验检查项目，如心电图、血糖。此级别患者需在特定区域候诊，并安排优先就诊，响应时限不宜超过 30 分钟，如候诊时间超过 30 分钟，需要再次评估与定级。

Ⅳ级为亚急症或非急症患者　亚急症患者存在潜在的严重性，此级别患者到达急诊一段时间内如未给予治疗，患者情况可能恶化或出现不利的结局，或症状加重及持续时间延长；非急症患者具有慢性或非常轻微的症状，即便等待较长时间再进行治疗也不会对结局产生大的影响。Ⅳ级患者在普通诊疗区候诊，并根据来诊时间顺序安排患者就诊。特殊人群（如老年、孕妇、儿童，有免疫缺陷、心肺基础疾病的患者，残疾人）可适当提前就诊。

（刘景丰）

16. 急诊患者如何就医

大多数医院设有急诊科，保证人们遇到突发疾病或受意外伤害时能在最短时间内得到专业、科学的救治。急诊就医和普通门诊就医一样吗？

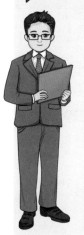

急诊科有时不在门诊楼，进入医院大门后需要注意指示标识，或至门诊大厅总服务台咨询清楚位置后前往。一般情况下，患者进入急诊大厅后，需要先到急诊预检台由分诊护士进行分诊和登记，护士常会测量患者的生命体征，包括体温、心率、血压等，有时会记录好并写在纸上交给患者，注意不要弄丢。之后患者前往收费处挂号，并前往指定区域候诊。

多数患者为亚急症或非急症，通常需要按顺序就诊，候诊时间一般较长。若评估为急症，则会优先安排看诊。患者进入相应诊室后，医生会进行详细的问诊并开具检查单。缴费后，建议先进行抽血检查，因为部分项目出结果所需时间较长。目前多数医院为自助机上扫码取单，因此检查时返还的单据需要保管妥当。待拿齐所有检查单后返回诊室寻找医生，遵医嘱行输液或口服药治疗。打针输液在急诊观察室、输液室或急诊治疗室；需要住院的患者，则办理住院手续，在住院部接受治疗。

发热患者通常会被引导至专门的发热急诊；腹泻且伴有其他

症状的患者，有时会被分诊至感染科就诊。部分科室的患者（如眼科、耳鼻咽喉科、口腔科、妇科），需要听从分诊护士的安排，挂号后前往诊室等待，或直接至住院部病房就诊。14周岁以下患者一般需要挂儿科号，部分医院无儿科则需要前往专科医院就诊。

健
康
加
油
站

即便普通门诊没号，或者错过了普通门诊的时间，也不建议非急症患者前往急诊就医。非急症患者在急诊就医：占用急诊资源，导致真正需要紧急救治的患者得不到及时救治；急诊病患多，医生会优先处理紧急情况，非急症患者等待时间相对较长；急诊环境糟糕，交叉感染风险大，有时场面血腥，对非急症患者会造成惊吓；急诊的检查项目、开药品种、开药天数均少于门诊，不利于相关疾病随访。

（刘景丰）

17. 急危重症患者如何就医

当周围的人出现意识不清、呼吸困难、四肢乏力以及口角歪斜等情况，或者自己遇到胸闷、心悸、头晕、头痛、烧伤、烫伤等紧急情况，应该如何紧急就医？

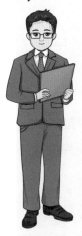

出现上述情况，建议及时拨打 120 急救电话求助，或尽快前往附近医院求诊。

到医院后，应听从预检护士或接诊医生的安排，家属尽量全程陪同，并时刻观察患者的呼吸、脉搏是否平稳，对答是否切题。可以暂缓办理挂号、缴费等手续，等待医护人员的通知，必要时可视情况补办相关手续。

根据病情分级，急危患者（如休克、心肌梗死患者）一般于急诊大厅当场进行积极干预，急重患者（如外伤大出血、脑卒中患者）一般就诊后 10 分钟内送入抢救室进行救治，家属需要尽量平复情绪，注意不要违规闯入禁区。

在抢救室外等候期间，应向医护人员确认是否需要家属在急诊大厅等候，并留下联系电话（如有需要）。根据病情需要，抢救室内常会应用一些部分或全部自费的贵重药物和一次性医疗耗材，注意和医生详细沟通。患者病情平稳后，有时允许探视，注意听从医护人员的安排，进入抢救室时按规定穿着隔离衣、戴口罩、帽子，注意人数限制，配合医护人员工作。

急症患者（如持续呕吐、头外伤患者）一般会在 30 分钟内得到诊治，在进行必要的检查时，家属应根据医护人员的安排进行陪护。辅助检查后诊断明确或需要手术的患者，有时医生会安排将其由医技科室处直接转往住院部（不再回到急诊科），家属要做好陪护工作，并遵医嘱完成住院手续办理、病史提供等相关工作，与医护人员一起做好病情交接。

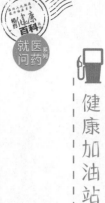

危重症患者须听从医护人员安排，切忌自我感觉良好，甚至不信任医护人员。如部分下壁心肌梗死的患者仅表现为上腹痛，急诊科常规要求患者做心电图。如患者自认为腹痛是急性胃肠炎，拒绝检查心电图，可能耽误疾病的诊治。又如部分胸痛患者临床高度怀疑主动脉夹层，医生会要求患者尽量平卧、少动，此时若患者不遵医嘱频繁走动，或剧烈运动，可能导致动脉瘤破裂，甚至威胁生命。故急诊预检发现病情危重的患者，应严格遵从医嘱、护理宣教。

（刘景丰）

18. 什么是急诊绿色通道

绿色通道一般指简便、安全、快捷的途径和渠道，已经应用于多个领域。在急诊就医中是否也存在绿色通道呢？

急诊也有绿色通道，但其并非不用排队的"便利"通道，而是医院为急危重症患者提供的快捷、高效的途径。绿色通道是将传统的院前急救和转运、到医院的预检分诊、挂号登记、医生诊治，再到各医技科室

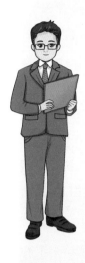

的检查、配药的流程优化整合起来，从而形成一个以保障救治生命为核心的、顺畅而高效的运行流程。

绿色通道的适用范围　需要进入急诊绿色通道的患者是指在短时间内发病，所患疾病可能在短时间内（小于 6 小时）危及生命。这些疾病包括但不限于以下几种情况。

1. 急性创伤引起的体表开裂、开放性骨折、内脏破裂出血、颅脑出血等及其他可能危及生命的创伤；急性心肌梗死、急性心力衰竭、急性颅脑损伤、急性呼吸衰竭等重点病种。

2. 气道异物或梗阻、急性中毒、电击伤、溺水等。

3. 急性冠脉综合征、急性肺水肿、急性肺栓塞、休克、严重哮喘持续状态、消化道大出血、急性脑血管意外、昏迷、重症酮症酸中毒、甲状腺危象等。

4. 宫外孕大出血、产科大出血等。

5. 消化性溃疡、急性肠梗阻等急腹症。

此外，就诊时无姓名（不知姓名）、无家属、无治疗经费的"三无"人员也在绿色通道管理的范畴内。

绿色通道的救治原则　先抢救生命，后付费及办理相关手续。全程陪护，优先畅通。

（刘景丰）

关键词

急诊　绿色通道　急危重症患者

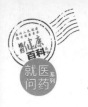

19. 若患者转入**急诊抢救室**，
家属应该怎么做

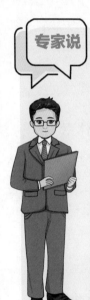

关键词

急诊 危重症患者 抢救室

因病情危重，患者被转入急诊抢救室。此时，作为家属，除了要理解并遵守急诊抢救室的相关规定外，还需要做好哪些事情呢？

专家说

为挽救患者生命，医生评估病情后，会及时将危重症患者转入急诊抢救室。为了更好地配合医护工作，作为家属应尽可能做到以下几点。

稳定情绪，提供信息　患者转入抢救室，往往意味着可能出现或已经出现了危及生命的征兆。这时家属最重要的就是尽快稳定情绪，回顾患者发病过程中的主要特征信息，并给予医生基本的信任。医生会向家属了解患者的发病特点、既往病史等重要信息，而这些信息将有助于医生及早地对病情作出基本判断。

整理物品，通知亲属　被送进抢救室的患者将接受必要的检查及治疗。这段时间，家属可以根据护士或护工提供的信息，整理与患者治疗和生活有关的物品、药品或治疗器械等。同时，将患者的病情转变通知其他必要亲属，共同商议医生提供的治疗方案并作出决策。在临终抢救等特殊情况下，需要通知直系亲属到场，避免遗憾。

确保电话畅通，建立医患沟通　危重症患者一般病情变化快，医务人员可能需要随时与家属沟通病情，家属要 24 小时保持通信畅通，必要时能尽快到达医院。如果有对病情了解的需求或疑问、对治疗的诉求、经济顾虑等，可以在探视时间或电话中及时向主管医生传达。保持医患沟通、清晰地表达诉求有利于医生制订个性化的治疗方案，避免双方因信息不同步而导致误解。

照顾好自己，是对患者最大的支持　家属照顾好自己也是非常重要的。在为患者四处奔波的同时，不要忽视了自己的身心健康。只有在保持自己状态良好的前提下，才能更好地照顾患者。

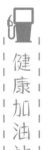

健康加油站

抢救室是急诊科的抢救核心所在，是救命的场所。围绕"救命"这一核心功能，急诊抢救室发挥着快速诊断、复苏、生命支持等作用。患者经过急诊抢救室医务人员的积极救治后，病情趋于稳定的，家属要积极配合医务人员将患者及时转离急诊抢救室。急诊抢救室是生命的通道，任何人无权强占生命通道资源。医生与患者共同的敌人是疾病与死亡，请理解并积极配合医护人员对患者的治疗和安排。

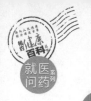

普通老百姓能如何参与日常急救

（刘景丰）

四

常见
急救知识

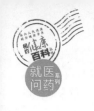

20. 如何实施
海姆立克急救法

气道异物梗阻是生活中的常见意外事件，发生气道异物梗阻后多表现为突发剧烈呛咳、呼吸困难、窒息、"V"形手势等；此时要立即拨打 120 急救电话，并采取现场急救。

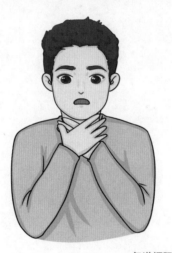
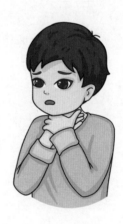

气道梗阻征象

海姆立克急救法是气道异物梗阻现场急救的最有效方法，分为成人或 1 岁以上儿童救治法、1 岁以内婴儿救治法两类。

成人或 1 岁以上儿童救治法 包括腹部或胸部冲击法。如果患者仍能呼吸或咳嗽，鼓励患者咳嗽。

气道异物梗阻 海姆立克急救法

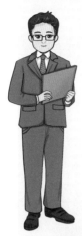

当患者已经不能发声或呼吸时，采用腹部或胸部冲击法。

站立式：施救者站到患者背后，一只脚置于患者两腿之间，双脚呈弓步站立，一只手握拳，大拇指收到手掌内。搂住患者腰部，找到患者肚脐上方约两横指处，施救者握拳对准该处，另一只手将握拳的手握紧，双手快速向上、向后连续挤压，直到异物排出。

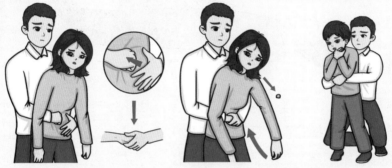

如果患者体型较大或是孕妇，应给予胸部冲击。施救者将双臂放在患者腋下，双手放在患者胸骨下半部，以同样的手法冲击，直到异物排出。

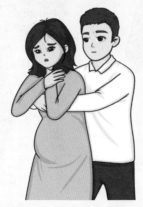

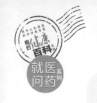

卧位式：对于昏迷的患者，采用仰卧位腹部冲击法。患者仰卧，施救者骑跨于患者大腿外侧，双手手掌重叠，掌跟放在患者肚脐上方约两横指处，快速冲击患者腹部，直到异物排出。

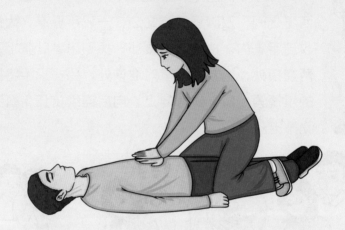

自救：①患者一手握拳，抵在自己肚脐上方约两横指处，另一手握住握拳的手，双手快速向内、向上冲压，直到异物排出；②患者腰下弯，上腹部抵压在椅背、桌子边缘或栏杆等坚硬处，对受力物体斜向下发力，对腹部进行快速向上的挤压，直到异物排出。

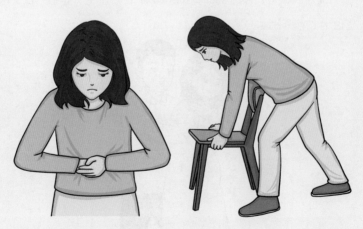

1岁以内婴儿　背部拍击联合胸部按压。如果孩子能发出声音或者哭泣，尽量让孩子咳嗽。当孩子已经不能发声或哭泣时，采用拍背和胸部按压方法。

背部拍击：①施救者用左手手掌抓住婴儿颧骨，左手手指托住婴儿面部和颈部，左手臂呈一条直线，靠着婴儿胸腹部，翻转使其背部朝上，面部朝下，把婴儿放在大腿上，婴儿体位是头下脚上。②施救者用右手掌跟拍打婴儿背部两肩胛骨之间，以倾斜向下的力，连续拍打5次，检查异物是否排出。

胸部按压：①如果异物未排出，施救者用右手托住婴儿的头部和颈部，将婴儿翻正，体位依然是头下脚上。左手示指和中指并拢后在两乳中点下方垂直向下按压，连续按压5次。②按压后检查婴儿嘴里是否有阻塞物，如果有，则小心拿掉。如果没有排出，则施救者从拍背开始进行下一循环操作，直到异物排出。

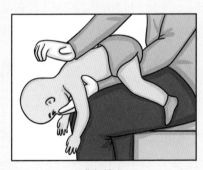

背部拍击

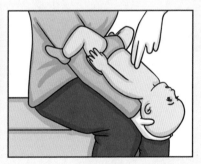

胸部按压

（王海峰）

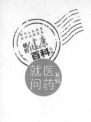

21. 如何进行**心肺复苏**

心搏骤停是威胁人类健康的重要杀手。心搏骤停 1 分钟内获得高质量心肺复苏，抢救成功率达 90% 以上；每延误 1 分钟，成功率下降 10%。

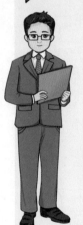

专家说

心肺复苏与自动体外除颤仪（AED）的早期有效配合使用，是抢救心搏骤停患者最有效的手段。

评估施救环境　发现有人突然倒地，快速评估现场环境是否安全。

尽快判断是否存在心搏骤停　①判断意识，拍打双肩并呼喊患者，看有无反应；②判断呼吸，用 5~10 秒观察患者胸廓是否有起伏。如果没有反应，且呼吸停止或呼吸不规律，即可判断为心搏骤停，立即启动心肺复苏。

呼救　大声呼救，寻求周围人的帮助，拨打 120 急救电话，尽快取得自动体外除颤仪。

胸外按压　使患者仰卧在硬平面上；按压部位：两乳头连线中点；按压手势：施救者双手交叉，双手掌根重叠，肘关节伸直，用上身力量垂直向下按压 30 次；按压要点：成人速率为每分钟 100~120 次；按压深度为 5~6cm；每次按压确保胸廓完全回弹，放松时施救者的掌根不能离开患者的胸壁；按压和放松的时间相等。

开放气道 仰头抬颏法，施救者一手小鱼际放在患者前额向下压；同时另一手示指、中指将患者的下颌向上抬，气道即可开放。

人工呼吸 施救者口完全包住患者口，一只手捏住患者的鼻翼，缓慢吹气，持续约 1 秒，吹气时眼睛斜视患者的胸廓，看到胸廓隆起即可；连续吹气 2 次。特别提示：如果不愿进行口对口人工呼吸，可仅给予持续胸外按压。

循环 做 30 次胸外按压和 2 次人工呼吸（30：2），直到患者恢复意识或 120 专业急救人员到达现场。

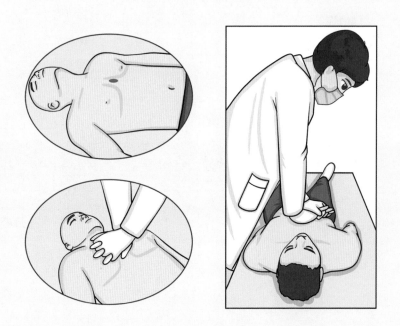

尽快电除颤 取得自动体外除颤仪后，立即使用。

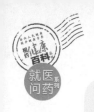

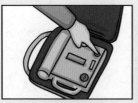

开启AED

贴好电极片，插上电极插头

远离患者，ADE分析心律

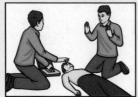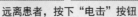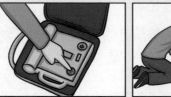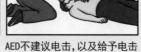

远离患者，按下"电击"按钮

AED不建议电击，以及给予电击
后立即继续进行CPR

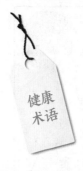

健康术语

心搏骤停 是指心脏射血功能的突然终止，大动脉搏动与心音消失，重要器官（如脑）严重缺血、缺氧，导致生命终止。这种出乎意料的突然死亡，医学上称为猝死。

（王海峰）

22. 如何紧急处理
中暑或昏厥

在高温、高热、高湿的"桑拿天"，稍不留意，就可能中暑。昏厥是生活中比较常见的症状。发生中暑和昏厥的情况，不要惊慌。

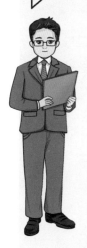

中暑的紧急处理　根据症状的轻重，中暑分为先兆中暑、轻症中暑、重症中暑三种，其中重症中暑又分为热痉挛、热衰竭和热射病三种类型。对于先兆中暑和轻症中暑，只要尽快脱离引发中暑的环境、及时补充水分和电解质，症状即可缓解。日常生活中应该重点关注重症中暑的应急处理。

热痉挛：剧烈运动、大量出汗时，腹部、背部、手臂或腿部肌肉疼痛或抽搐，时而发作，时而缓解，此时中暑者意识清醒，体温正常。

紧急处理措施：①停止一切活动，静坐在凉爽通风的地方休息；②饮用果汁或运动饮料；③热痉挛缓解后的几小时内，不要进行重体力劳动或剧烈运动；④如果1小时后热痉挛还没有缓解，须及时就医。

热衰竭：多表现为头晕、头痛、恶心、呕吐、疲乏、无力、大量出汗、心率增快、体温升高。

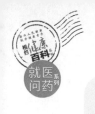

紧急处理措施：①将中暑者转移到通风良好的低温环境，脱去衣物，冷水擦拭身体，用风扇或空调降温；②如果无好转或情况继续恶化，须及时就医。

热射病：高热（中心体温 ≥ 40℃）伴有神志障碍（如谵妄、惊厥、昏迷）。

紧急处理措施：①立即拨打 120 急救电话；②将中暑者转移到阴凉通风的地方。③迅速降温：用凉水擦拭中暑者的身体；将凉湿的毛巾或冰袋冷敷于中暑者的头部、腋下及大腿根部；如果条件允许，将中暑者的身体（除外头部）尽可能多地浸泡在凉水中，或对中暑者进行凉水淋浴。

昏厥的紧急处理　昏厥是由于突然发生严重的、一过性的脑供血不足导致的短暂意识丧失。发作时患者通常因不能保持正常姿势而倒地。

1. 将患者置于平卧位（也就是平躺），头低，双足稍抬高；将头偏向一侧，以防呕吐物误吸引发窒息；如果衣物过紧，可松开患者的衣领和腰带。

2. 如在室内，可开窗通风，保持室内空气清新。

3. 观察患者的意识和呼吸，如患者没有反应且无呼吸，立即进行心肺复苏。

4. 多数患者能在短时间内缓解，清醒后患者不要马上站起，先缓缓坐起，适应之后再站起。

5. 意识不清时禁止向患者喂食物，待患者意识恢复后可以饮用适量温开水或糖水。

6. 昏厥的病因多种多样，昏厥发作时周围人应当立即拨打
120 急救电话，患者清醒后应该尽快到医院就诊，接受相应的检
查和治疗。

（王海峰）

23. 如何紧急处理**低血糖**

很多人在面对高血糖的时候往往比较重视，却忽视了低血糖的危
害。低血糖可造成脑细胞损害，还会影响心脏功能，一次严重的低血
糖就可能抵消糖尿病患者一直血糖管理所带来的益处。因此，一定要
对低血糖有充分的认知，了解其症状和自救方法。

什么是低血糖　低血糖对于非糖尿病人群和糖尿
病患者有着不同的认定标准。对于糖尿病患者，血糖
≤ 3.9mmol/L 即可认定为低血糖；对于非糖尿病患者
来说，低血糖的诊断标准为血糖 ≤ 2.8mmol/L。

如何处理低血糖

1. 有低血糖反应，及时监测血糖以明确诊断；无

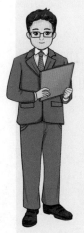

法测血糖时按低血糖处理。

2. 遵循"双十五"原则，即进食相当于含有 15g 葡萄糖的食物，15 分钟后监测血糖。"含有 15g 葡萄糖的食物"相当于 6 片葡萄糖片、4 块水果糖、3 块方糖、150mL 含糖饮料、一大汤勺蜂蜜、一杯脱脂牛奶等。15 分钟后如血糖仍 ≤ 3.9mmol/L，再口服含有 15g 葡萄糖的食物，15 分钟后再测血糖，直至血糖恢复正常。

3. 低血糖症状消失后，如果在午夜或离下一餐至少 1 小时，加餐一次，但避免摄入过多热量。

4. 如果患者昏迷，尝试将蜂蜜或葡萄糖涂于患者口腔黏膜使其吸收，并立即拨打 120 急救电话。

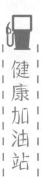

低血糖有哪些表现

低血糖通常表现为心慌、头晕、出汗、无力、颤抖、饥饿、焦虑不安等，严重者还可出现认知障碍、行为改变、抽搐、嗜睡，甚至昏迷，危及生命。需要注意的是，不同人的低血糖症状不同，这与机体敏感度、日常血糖水平、低血糖程度、血糖下降速度等因素有关。大部分低血糖是有症状的，但有些老年低血糖患者会表现出非典型的症状或在最初没有任何低血糖症状。因此，老年人更应关注血糖值。

（王海峰）

24. 如何紧急处理
外伤或骨折

在日常生活中，人们常会遇到各种各样的外伤。了解常见外伤及其处理方法，可以帮助我们在需要时采取正确的急救措施，减轻伤害程度，促进身体康复。

专家说

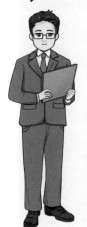

常见的外伤有哪些 常见的外伤通常有软组织扭挫伤、骨折、伤口出血。

如何处理常见的外伤

软组织扭挫伤 可以局部给予加压包扎，如为肢体软组织扭挫伤，就不要继续活动，以制动为主，抬高患肢。另外，对扭挫伤可以进行冷敷，达到止痛的目的，能够防止肿胀进一步发展。

骨折 如果是四肢骨折，建议用夹板、木棍外固定之后及时就医。如果是脊柱骨折，建议患者以平卧为主，用硬板、脊柱搬运板搬运患者，及时就医。

伤口出血 如果是很小的伤口，出血不多，则主要采用碘伏、酒精等进行消毒处理，消毒完毕之后再使用无菌纱布覆盖包扎，必要的情况下需要接种破伤风疫苗。如果是稍微大一些

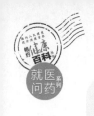

的血管出血，通常用干净的敷料加压包扎，如仍有出血不止的情况，可以在肢体的近端给予绑扎止血，之后及时就医。如果绑扎过紧，应间隔一段时间就放松一下，防止远端肢体缺血坏死。

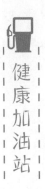

健康加油站

外伤的分类

开放性损伤　如切割伤、撕裂伤、刺伤，通常有伤口、出血等症状。

闭合性损伤　如挤压伤、挫伤、扭伤，没有开放伤口，但是有局部肿胀、疼痛等症状。

烧伤　由热力、电流、化学物质（如强酸、强碱）等引起，通常会导致皮肤、黏膜等部位的损伤。

冻伤　由低温引起的组织损伤，常见于寒冷环境下工作或生活的人群。

压迫性损伤　如挤压综合征，由于重物长时间压迫导致组织缺血、缺氧而引起的损伤，常见于地震、塌方等意外事件。

化学性损伤　如酸、碱、毒物等引起的组织损伤，包括强酸、强碱烧伤以及中毒等。

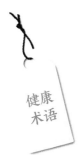

外伤 指外界暴力或其他有害因素作用于人体，造成组织结构及生理功能的损伤。

骨折 指骨的完整性破坏或连续性中断。当骨骼承受的力量超过自身能承受的最大强度时，就会发生骨折。临床常表现为外伤后，局部出现疼痛、肿胀、活动障碍等症状，骨的畸形、反常活动、骨擦音（感）是骨折的专有体征。

（王海峰）

25. 如何紧急处理中毒

在工作或生活中，我们有可能因接触各种有毒物质而发生急性中毒。急性中毒可引起明显的不适感，造成身体功能受损，甚至威胁生命安全。因此了解一些常见的中毒急救措施是十分必要的。

经呼吸道中毒

如一氧化碳、天然气、氯气、氨气、硫化氢等有害气体吸入中毒。

1. 立即脱离中毒现场，将中毒者转移到空气新鲜、通风良好的环境；如在室内，应关闭气源，开门窗通风。

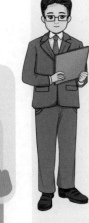

关键词

中毒 有毒物质 紧急处理

2. 解开中毒者的衣领，保持其呼吸道通畅并注意保暖。

3. 对神志不清的中毒者，应将其头部偏向一侧，以防呕吐物误吸导致窒息。

4. 密切观察中毒者的意识和呼吸，如无反应且无呼吸，立即进行心肺复苏。

经胃肠道中毒

口服非腐蚀性毒物 ①催吐，对中毒时间短而无明显呕吐者，可先用手指、匙柄、筷子等刺激舌根部催吐，或大量饮水后再行催吐，以减少毒物的吸收；②催吐后可适量饮用牛奶以保护胃黏膜。如在呕吐物中发现血性液体，提示可能出现了消化道或咽部出血，应停止催吐。注意：对于昏迷者不宜进行催吐，以防引起窒息。

口服腐蚀性毒物 ①禁止催吐；②口服胃黏膜保护剂，如蛋清、牛奶或豆浆。

经皮肤黏膜中毒

去除中毒者身上被毒物污染的衣物，用清水彻底冲洗皮肤、毛发、指甲等。眼内溅入毒物，立即用清水彻底冲洗。

急性中毒通常危害性很大，要拨打 120 急救电话尽快到医院就诊，在救护车到达现场之前，可按照上述方法简单处理。同时要注意留存毒物或中毒者的呕吐物等以便医生识别，有利于毒物检测和治疗。

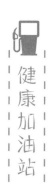

如何预防中毒

1. 职业暴露者应按照行业规范做好必要的防护措施，工作过程中应保护自身安全，及时避开可能出现的危险情况。

2. 日常生活中注意食品安全、饮食卫生，避免食用变质食物，少吃腌制食品。

3. 养成良好的生活习惯。

4. 严格遵医嘱用药，避免擅自用药或随意服用成分不明的保健品、营养品。

5. 毒物应合理放置，避免儿童误食或接触后中毒。

（王海峰）

26. 如何紧急处理**烧伤**

皮肤是人体最大的器官，给身体提供第一层保护，一旦烧伤，机体就会失去第一道屏障，细菌、病毒等各种病原微生物开始入侵，引起感染、脱水、失温，导致多脏器功能障碍，危及生命，因此，紧急合理地处理烧伤显得格外重要。

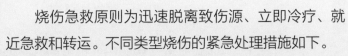

关键词

烧伤　处理　紧急处理

烧伤急救原则为迅速脱离致伤源、立即冷疗、就近急救和转运。不同类型烧伤的紧急处理措施如下。

热力烧伤　包括火焰、蒸汽、高温液体、金属等所致烧伤。常用紧急处理方法如下。

1. 尽快脱去着火或沸液浸湿的衣服，特别是化纤质地的衣物，以免着火或衣服上的热液继续作用，使创面加深。

2. 就地打滚压灭火焰，对于伤员衣服着火时站立或奔跑呼叫等方式进行劝阻，以防增加头面部烧伤或吸入性损伤的风险。

3. 伤员迅速离开密闭和通风不良的现场，以免发生吸入性损伤和窒息。

4. 及时冷疗能防止热力继续作用于创面使其加深，并可减轻疼痛、减少渗出和水肿，越早进行冷疗效果越好。冷疗一般适用于中小面积烧伤，特别是四肢烧伤。方法是将烧伤创面在自来水下淋洗或浸入水中（水温一般为 15~20℃），或用冷水浸湿的毛巾、纱垫等敷于创面。一般冷疗至不再有剧痛为止，多需要0.5~1 小时。

5. 妥善保护创面，在现场附近，只求创面不再受到污染、不再损伤。因此，可用清洁的敷料或布类保护创面，或行简单包扎后送医院处理。避免用有色药物涂抹，这样做只会增加对烧伤深度判定的困难。

6. 保持伤员呼吸道通畅，火焰烧伤常伴烟雾、热力等吸入性损伤，应注意保持呼吸道通畅。合并一氧化碳中毒者应移至通风处，必要时应吸入氧气。

7. 安全转运，严重大面积烧伤的伤员早期应避免长途转送，烧伤面积较大者，如不能在伤后 1~2 小时内送到附近医院，应在原单位积极抗休克治疗或加做气管切开，待休克被控制后再转送。必须转送者应建立静脉输液通道，途中继续输液，保证呼吸道通畅。严重口渴、烦躁不安者常提示休克严重，应加快输液，现场不具备输液条件者，可口服含盐饮料，以防单纯大量饮水发生水中毒。转送路程较远者，应留置导尿管，观察尿量。

化学烧伤　烧伤严重程度与化学品的酸碱性质、浓度及接触时间有关，因此无论何种化学品烧伤，均应立即用大量清洁水冲洗至少 30 分钟，注意用水量应足够大，迅速将残余化学品从创面冲净，头面部烧伤应首先注意眼，尤其是角膜有无烧伤，并优先冲洗。

电烧伤　急救时应立即切断电源，不可在未切断电源时接触伤员，以免施救者自身被电击伤。对伤员进行心肺复苏，并及时送医。

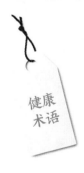

健康术语

烧伤　泛指由热力、电流、化学物质、激光、放射线等所致的组织损害。

热烧伤　是指热液（如水、汤、油）、蒸汽、高温气体、火焰、炽热金属液体或固体（如钢锭）引起的组织损害。

（王海峰）

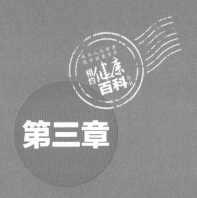

第三章

门诊就医

一

如何挂号

1. **挂号**前需要准备 哪些**证件**

前往医院挂号时，可能因不了解或挂号途径不同导致带错证件或者带了很多证件的情况。那么，挂号前到底需要准备哪些证件呢？

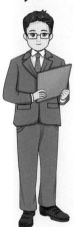

一般情况下，挂号时需要准备的证件可以分为以下几种。

社保卡、医保卡 社保卡和医保卡是前往医院就诊的必备证件之一。根据各地政策不同，一些地区的社保卡和医保卡已合并为一张卡，可以实现挂号、医保缴费等多项功能。

医院就诊卡 如果有该院的就诊卡，请携带好就诊卡至门诊窗口、自助机进行现场挂号或预约挂号。

其他有效证件 通常情况下，还需要携带一种有效身份证件，如身份证、户口本、出生证、护照。其中，对于已经上户口的新生儿，可携带新生儿户口本，使用其身份号码进行挂号；如果新生儿还没有上户口，可以携带出生证明及父母的身份证等有

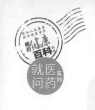

效证件至门诊窗口接受人工挂号服务，部分医院还支持通过互联网挂号进行无证件新生儿线上建档。此外，对于一些有医疗优待资格的人，如军人、军属，建议携带相关证件，以便核实身份。

其他资料　如果进行复查或复诊，或者去其他医院进行咨询、再诊断等，都建议把之前的病历本、检查结果和相关病情资料带上，方便医生了解病情发展变化情况。

如今，部分地区已经实现了社保卡、身份证等的电子化，万一漏带了某个证件，可以试着通过电子卡进行挂号。

（李　勇）

2. 有哪些常见的
挂号途径

随着互联网的发展，挂号正在变得更加方便、快捷。我们可以去医院挂号，还可以在家用手机挂号。目前，常见的挂号途径有哪些呢？

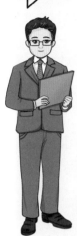

目前，常见的挂号途径分为现场挂号、电话挂号及互联网挂号。

现场挂号

门诊窗口挂号　将就诊卡、医保卡或身份证等医院要求的证件交予预约挂号窗口的工作人员，并告知挂号需求即可。

诊间挂号　部分医院门诊医生为有复诊需求的患者提供现场挂号服务，在医生诊室就诊的过程中告知医生复查需求及时间，医生就直接为有需要复诊的患者预约挂号。

自助机挂号　将就诊卡、医保卡或身份证等医院要求的证件插入自助办理机，点击"预约挂号"，根据自己的需求选择就诊时间、科室、医生即可。

预约挂号

电话挂号　拨打医院官方预约电话、当地服务热线等，通过语音提示，按要求提供患者个人相关证件信息等，并告知选择的就诊时间、科室、医生即可。

互联网挂号　可以选择医院官方网站、公众号、App、小程序或医院授权的预约挂号平台中的医疗健康功能等，按要求注册身份信息，找到预约挂号指示，按需求选择就医时间、科

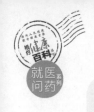

室、医生即可完成挂号。选择互联网平台时要注意辨别真伪，切勿轻信非官方机构。

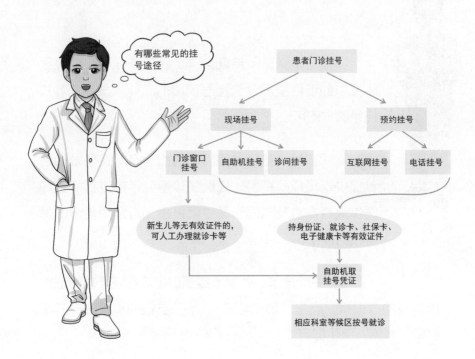

（李　勇）

3. 挂号后可以**取消**或**更改**预约吗

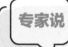

挂号后，我们时常会遇到因时间冲突、突发情况等不能在预约的时间到医院就诊的情况，那么遇到这种情况我们可以取消或更改预约吗？

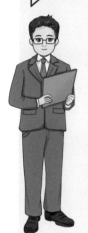

专家说

如果遇到特殊情况不能按时就诊，挂号后可以取消或更改预约。通常可以通过以下方法取消或更改预约。

现场挂号的取消和更改预约 可至医院门诊窗口找工作人员进行人工取消或更改预约，或至自助机上进行操作。

互联网挂号的取消和更改预约 互联网预约挂号一般都可以取消。具体的取消方式和规定可能因医院或平台而异。通常情况下，可以登录预约挂号的医院官方网站、公众号、App、小程序或医院授权的预约挂号平台，在相应列表信息中找到需要取消的预约挂号信息，点击"取消"或者拨打相关的客服电话进行取消或更改预约操作。

在取消之前，请务必查看医院或平台的取消政策

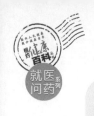

以了解相关细则。一般而言，在就诊时间前一段时间内（例如
24 小时）取消是允许且无须支付额外费用的。如果超过了规定
的时间范围或违反了某些特殊条款，则可能需要支付一部分费用
作为违约金。

电话挂号的取消和更改预约　可以拨打医院官方预约电话、
当地服务热线等进行取消更改预约操作。

总之，挂号后通常是可以取消和改预约的，但具体操作和政
策请根据不同医院的实际情况咨询相关机构，或参考其官方网站
上提供的信息进行操作。

（李　勇）

4. 哪些患者可以看
慢性病门诊

"医生，我只是开个降压药，要挂哪个科的号？"由于疾病的特
点，一些常见疾病和慢性病，需要反复前往门诊进行治疗或开药，为
减轻患者负担，医院会开设慢性病门诊。了解自己是否可以在慢性病
门诊就诊，可以有效提高就医效率。

专家说

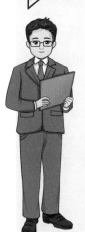

什么是"门诊慢特病" 符合规定的大病、慢性病，在门诊治疗也可以按照住院情况进行报销的医疗项目。其实"门诊慢特病"并不是一个医学上的概念，而是一个医疗保障层面的概念。各地对其称谓不统一，有门诊慢性病、门诊特殊病、门诊规定病种、门诊大病、门诊统筹病种等。需要注意的是，各地的门诊慢特病病种目录是不一样的，想知道具体某种疾病是否在门诊慢特病目录内，可以咨询当地的医保部门。

为什么要开设慢性病门诊 基本医疗保险主要报销住院费用，但是一些大病和慢性病，如高血压、冠心病、脑卒中以及糖尿病、尿毒症、恶性肿瘤，可以在门诊治疗，无须住院，且需要长期依赖药物维持病情稳定。为减轻参保患者门诊用药负担，职工和居民基本医疗保险选择了部分病种，建立了门诊慢性病保障机制，所以就有了门诊慢特病，并开设了慢性病门诊。

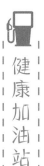

健康加油站

如何认定为门诊慢特病

以医院为主的分散认定：是指患者个人到医院的相关科室进行认定，参保患者持有病历、检查化验单等相关资料到定点医院，由相关专科的医生根据门诊慢性病的病种范围和鉴定标准对患者的疾病进行审核，开具诊断说明书，之后患者或其所在单位将相关材料

关键词 @

慢性病 门诊 预约

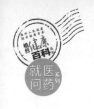

以及医生的诊断说明书送至医保经办机构以申报门诊慢性病资格，医保经办机构进行审核，审核通过后给予相关的资格证明。

由医保经办机构组织相关学科的临床专家认定：参保患者持有病历、检查化验单等相关资料到医保经办机构进行申报。医保经办机构组织相关学科的临床专家对参保患者的申报材料进行集中鉴定审核，符合条件的，发放享受门诊大病待遇的资格证明，需要补充材料的，医保经办机构会再通知参保患者补齐材料。

需要注意的是，各地门诊慢特病认定方式并不统一，具体情况还是需要咨询当地医保经办机构或者定点医院。慢性病的待遇期不同，有些地方需要每年认定一次，才能继续享受，有些地方是不同的病种待遇期不同，患者应该按照规定及时认定。

（李　勇）

二

就医时的
高效沟通

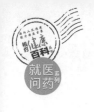

5. 患者应该
如何准确**描述症状**

如果患者能够将自己身体或精神上最痛苦或最不适的情况准确告知医生，则有助于医生在短时间内定位患病部位或组织器官、判断病变性质、抓取病变特征并进行进一步检查、评估和诊断。因此，学会如何准确描述症状十分重要。

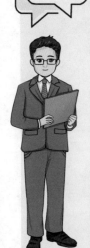

专家说

首先，应使用简洁的语言把最困扰自己的情况以及持续时间告知医生，如"咳嗽5天""发热3天""上腹部疼痛2天""肩背部疼痛半天""胸闷2天"或"头痛3天"，这是病历中的"主诉"部分，也是患者最突出的就诊原因。

其次，患者可以仔细描述自己的病情，包括发病时的情况，如是否存在发病的诱因（受凉、过度劳累、接触病患、情绪过激、外伤）。

同时，需要详细描述不适症状，可以从症状的性质、部位、强烈程度、持续时间、间隔时间或者给予某种措施后能否缓解等多方面来描述。比如腹痛，是剧烈的、定位清晰的尖锐疼痛，还是较为缓和的、模糊的钝痛；是持续疼痛，还是间断性疼痛，或是在特定的时间疼痛，如在饭后或者饭前疼痛。再比如胸痛，胸痛发作前是否经历过情绪剧烈波动的事件，胸痛发作时的具体感受如何，如透不过气、胸前区有压榨感或者有食管后梗阻感，如果服用自备的扩血管药，疼痛是否有缓解。这些都有助于医生判断患者的疼痛来源和性质。

除此以外，描述症状时还需要注意告诉医生是否有其他伴随症状。如腹痛是否伴有恶心、呕吐、食欲缺乏以及大小便情况。胸痛是否有身体其他部位的疼痛，如肩背部疼痛、是否伴有头痛或恶心。

最后，不要忘记告诉医生自己的过往病史，如是否有高血压、慢性支气管炎、胃炎或胃溃疡病史，并回顾性告知医生自己的药物治疗情况，包括既往用过何种药物、效果如何，目前正在服用哪些药物、是否存在药物或食物过敏等。

在诊疗过程中，患者还需要配合医生的提问，尽量给予医生详尽的回答，以提供尽可能充分的患病信息。

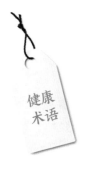

钝痛 定位不清晰、性质不甚强烈或者似有似无、引起身体不适的疼痛。

（张 健）

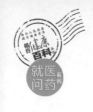

6. 与医生沟通**治疗方案**前
应该做哪些准备

由于医生看诊时间有限，低质量的沟通会影响就诊效果，如何与医生沟通个人的治疗方案显得尤为重要。明确沟通的目的和内容，学会沟通的方式方法，将有助于提高就诊效率。

治疗方案 正确表述 沟通

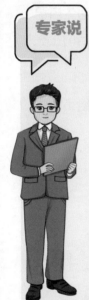

专家说

治疗方案是指针对某种疾病或某个健康问题制订的一系列治疗措施和方法，包括需要使用哪些药物治疗、采用哪种方案以及如何治疗等一系列内容。沟通治疗方案时，需要提前做好以下准备。

准备病历资料 就诊前，需要整理好患者既往的就诊资料（包括病历记录本、出院小结、用药记录单、近期各项检查结果等），以便医生快速查阅并了解患者的病情。

熟悉个人病情 应清楚患者患有哪些疾病、经过哪些方案、治疗效果如何、还存在哪些问题等。

正确表达 就诊时应向医生表达本次就诊的目的、需要医生解决哪些问题，若用药过程中出现了不适症状等，也应该告诉医生。当医生询问目前服用哪些药物时，应如实、准确地说出正在服用的药物名称、剂量和次数等。

了解治疗方案　每种治疗方案都有优点和可能的不良反应。了解这些信息可以帮助患者作出知情的决定。可以询问医生某个治疗方案的预期效果、可能的不良反应，以及是否有其他选择等。

勇于提问　医生通常鼓励患者提问，因为这样有助于医生更好地理解患者的病情和需求。患者有权了解自己的健康状况和治疗方案，如果有任何疑问或担忧，一定要向医生提出。尤其对医生的解释有疑问，或者不明白某个术语的含义时，不要害怕提问，提问不仅可以更好地了解病情和治疗方案，也可以帮助医生更好地了解患者的担忧和期望。

保持开放和尊重的态度　良好的医患关系建立在相互尊重、相互理解的基础上。如果患者对治疗方案有疑虑，在尊重医生专业知识的基础上，试着保持开放的态度听取他们的建议，同时通过陈述的方式充分表达自己的感受和顾虑，避免带着抱怨情绪。

只有当患者和医生充分、有效地进行沟通，才能确保患者得到最适合自身的治疗。

主动告诉医生服药情况，有哪些好处

（张　健）

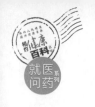

7. 医生的解答和网上搜索到的
不一样，应该怎么办

想象一下这样的情况：你去看医生，他给了你一些建议，但当你回家后，在网上搜索同样的问题时发现得到的答案完全不一样。这时，你可能感到困惑，不知道该听谁的。

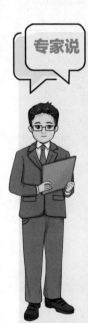

专家说

谁说得更靠谱 医生就像是那个多年来一直在图书馆埋头苦读的同学，他们的知识来自厚厚的书本和实际的临床经验。他们会综合考虑患者的身体状况、生活方式，甚至是患者的担忧和期望，给出最合适的建议。互联网就像一个巨大的百科全书，里面什么信息都有，但并不是所有的内容都是由专家撰写的。有些信息可能很有用，但也有很多是基于个人观点或未经证实的数据。

个性化建议和通用建议 每个人的身体都是独一无二的，就像世界上没有两片完全相同的树叶一样。如同裁缝量体裁衣一样，医生会为患者提供专门的治疗方案。网上的信息往往缺乏个性化建议，就像超市里的成衣，可能并不完全适合每个人。

遇到不同意见怎么办 对于信息差异，首先要学会多和医生沟通：如果对医生的建议有疑问，不妨再次和医生聊聊。好的医生总是愿意听患者的想法，并给予患者清晰的解释。其次，患者要学会甄别信息，学会在网络信息的海洋中找到真正有用的知识，比如找一些知名医疗机构或专业医生在网上发布的医学科普文章。

网上的信息有什么作用　合理利用网络信息能帮助患者更好地了解自己的健康状况，让患者在治疗过程中更有发言权。有时候，网上还能提供一些不同的观点或治疗方法，让患者有更多的选择。但是患者不要尝试自己在网上找答案。这就像是轮船在没有指南针的情况下航行，很容易迷失方向。当感到身体不适时，专业医生的建议就像是一盏明灯，可以指引患者走出困境。

总之，当医生的建议和网上的信息不一致时，需要谨慎处理。网上的信息可以作为一种参考和补充，但真正重要的决策还是应该依靠专业医生的意见。

（张　健）

8. 就诊时为什么要携带既往的 检查结果或病历

就诊时携带既往的病历、检查报告以及正在使用的药物，对医生的诊疗来说具有至关重要的作用。尤其对于那些患有慢性病或需要长

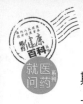

期治疗的患者，这些资料就如同指南针，为医生指明了诊断和治疗的方向。

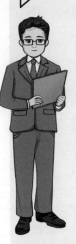

专家说

既往的检查结果和病历对患者的治疗有哪些帮助

可以帮助医生准确定性和定位患者面临的健康问题，避免口述病情、药品名或者剂量等关键信息时出现错误，同时避免不必要的重复检查，从而节省患者的时间和费用。医生根据指标的变化趋势，评估之前的治疗效果，预测疾病的进展趋势，为患者的治疗和康复提供重要参考，据此可以调整治疗方案，提供更好的医疗建议。医生可以了解患者的既往史和药物过敏史等，进而制订更加个性化的治疗计划。

患者如何提供既往病史资料

携带纸质病历和检查报告　建议患者在就诊时将既往的纸质病历和检查报告按照检查时间顺序整理好并带到医疗机构，以便医生查阅。

数字化资料　患者可以将既往的病历和检查结果数字化，并保存在电子设备上，如手机、平板电脑，以便随时提供给医生。

向医生索取　患者可以向之前的医生或医疗机构索取既往病史资料，包括病历、检查结果等。

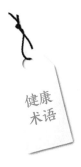

药物过敏 也称为药物变态反应，是由药物引起的过敏反应，是药物不良反应中的一种特殊类型。一般发生于多次接触同一种药物后，一般具有较典型的过敏性症状或体征。Ⅰ型过敏者往往有皮疹、皮痒、喷嚏、流涕、哮喘发作，甚至全身水肿、血压下降、休克等。Ⅱ型过敏者往往有贫血、出血、紫癜等。Ⅲ型过敏者往往有发热、淋巴结肿大、关节肿痛、肾脏损害等。Ⅳ过敏者往往有湿疹、固定的疱疹，周界清楚的皮肤色素沉着等。

（张　健）

9. 应该在哪里咨询
医保政策和费用问题

咨询医保和费用问题的方式有多种，包括通过医院收费窗口咨询，以及到当地人力资源和社会保障局或医保局咨询。

专家说

医保政策和费用报销规定

　　当地人力资源和社会保障局 可以向当地人力资源和社会保障局进行咨询，该机构负责管理和监督医

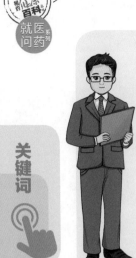

保相关事宜。可以通过电话或亲自前往该机构的咨询窗口进行询问。

医疗保障局热线　每个地区的医疗保障局都有热线电话，可以通过拨打热线电话进行咨询。热线电话通常在工作时间之内都可以接通，提供人工咨询服务。

在线咨询　可以通过医疗保障局的官方网站或手机应用程序进行在线咨询。注意，不同地区的医保政策和费用报销规定可能有所不同，因此需要向当地相关机构咨询以获得最准确的信息。

医院就医费用

医院收费窗口　患者可以前往医院的收费窗口咨询相关费用问题，如住院费用、检查费用、药品费用。

病房护士和医生　患者可以向所在病房的护士和医生咨询相关费用问题，他们通常可以提供一些基本信息和建议。

医院官方网站或 App　部分医院在官方网站或 App 上提供了费用查询功能，患者可以通过官方网站或 App 进行查询。

医院服务热线电话　部分医院提供了服务热线电话，患者可以通过拨打服务热线电话进行咨询。

医院财务部门　如果对医院就医费用存在疑问或需要详细了解相关政策，患者可以前往医院财务部门进行咨询。

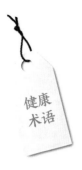

健康
术语

医保　即医疗保险，一般指基本医疗保险，是为了补偿劳动者因疾病风险造成的经济损失而建立的一项社会保险制度。通过用人单位与个人缴费，建立医疗保险基金，参保人员患病就诊发生医疗费用后，由医疗保险机构对其给予一定的经济补偿。

医保费用　即医疗保险费，是由职工、单位和国家按一定的缴费比例三方共同出资而形成的。当参保职工因病就诊时，可以从中获得部分或全部的报销额。它体现了个人权利与义务对等的原则。只有按时缴纳足额的医疗保险费，才能享受报销权利。

（张　健）

三

常规检查前的
准备

10. 不同疾病的
常规检查项目有哪些

去医院看病时，完善相关检查是必要的。不同疾病需要的检查项目不尽相同，让我们一起了解一下就诊时有哪些常规检查项目吧。

专家说

去医院看病时，完善相关检查是必要的。做检查不仅可以帮助医生明确诊断，同时对疾病的治疗和预后评判也具有非常重要的意义。就门诊患者而言，常规检查项目主要包括三大类，即体格检查、实验室检查和影像学检查。

体格检查 包括呼吸、心率、脉搏、血压、体温、身高、体重等，可以了解患者的基础生命体征，对疾病作出初步评估。

实验室检查 包括血常规检查、尿常规检查、大便常规检查、肝功能检查、肾功能检查、血糖检查等。实验室检查可以通过对体液及排泄物中的指标进行检测，明确身体是否存在异常情况，有利于做到早发现、早诊断、早治疗。

影像学检查 包括心电图检查、X 线检查、CT 检查、磁共振检查、心脏彩超检查、B 超检查等，可以直接观察患者局部是否存在病变，有利于更好地了解患者的病因。

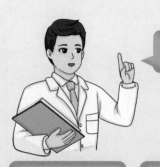

不同疾病的常规检查项目有哪些

体格检查	实验室检查	影像学检查
呼吸、心率、脉搏、血压、体温、身高、体重等	血常规检查、尿常规检查、大便常规检查、肝功能检查、肾功能检查、血糖检查等	心电图检查、X线检查、CT检查、磁共振检查、心脏彩超检查、B超检查等

　　患者的每种症状都可能由不同疾病引起，需要加以鉴别，此时医生就会根据经验开具相关检查，以此来帮助诊断，这样才能避免误诊和漏诊。

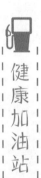

健康加油站

如何做好检查前的准备

　　保持合理饮食，检查前3天通常饮食要以清淡和高营养为主，避免过多吃油腻和刺激性食物，以免影响检查结果。保持良好作息，要保证充足的休息和睡眠，规律作息，避免长时间熬夜，以免影响检查结果。

（李　勇）

11. 哪些**抽血化验**项目需要**空腹**

关键词
空腹 血液检查

在进行抽血化验时，医生常提醒患者需要空腹，那么具体哪些项目需要空腹呢？

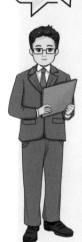

需要空腹抽血化验的项目

血液学检查 如涉及血糖、血脂、甲胎蛋白、血清免疫球蛋白的检查。

血清学、免疫学检查 如涉及总补体、抗核抗体、乙型肝炎表面抗原、肥达反应、类风湿因子检查的检查。

血液流变测定 如涉及全血黏度、血浆黏度、血清黏度、血小板黏度的检查。

此外还有葡萄糖耐量试验等。

为什么有些抽血化验项目需要空腹

空腹检查可以避免饮食等因素对血液内一些成分的影响，食物所含营养成分由胃肠道吸收进入血液，再由血液运送到全身，会使血液中某些成分的浓度增高，影响检查结果的准确性。

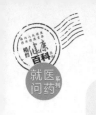

进食后，各种经消化后的食物乳糜微粒很快地被吸收到血液中，使血液显得混浊，通常称为"脂肪血"，无法清楚观察。

此外，因人体大多在清晨时情绪比较稳定，机体处于基础代谢状态，所得结果能比较真实地反映实际情况。

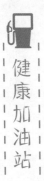

抽血化验前的注意事项

在抽血化验的前几天，不要进行剧烈运动，尽量不要饮酒；尽量不要吃含糖高的食物或喝含糖的饮料；不要吃高脂肪食物以及高嘌呤食物，以免影响血糖、血脂的检验结果。此外，在抽血的前一天晚上，尽量清淡饮食。

需要空腹的抽血化验项目，一般要求禁食8小时以上，应尽量在抽血前一天晚上10点后不吃东西、不喝水，保持情绪稳定，保证充足睡眠。

（李　勇）

12. 哪些检查
具有特殊的**饮食限制**

有一些检查项目具有特殊的饮食限制，在检查前患者需要按照要求做好检查前准备，有助于获得更加准确的检查结果。

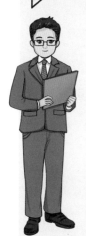

需要调整和限制饮食的部分检查项目

大便常规检查　检查前 3 天，不吃血制品、动物肝脏等食物。

血液检查　检查前不饮酒、不吃含糖高的食物或喝含糖的饮料；不吃高脂肪、高蛋白食物；不吃高嘌呤食物，如猪肝、猪肾、猪大肠、螃蟹、牡蛎、鸡汤、肉汤、菜汤、骨头汤。

甲状腺功能检查　检查前不吃含碘高的食物，如海带、紫菜、海蜇、裙带菜。

需要禁食的部分检查项目

胃肠造影检查　进食后饮食居于胃肠之中，难以分清正常与异常情况。

肝功能检查　进食后可使血清浓度升高，容易发生凝血。

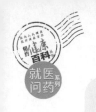

血糖检查　淀粉等食物进入人体后可转化为葡萄糖，使血糖升高。

血脂检查　进食后会使血液变得"混浊不清"，影响检查结果。

胆囊超声检查　进食后可引起胆囊收缩，影响影像学诊断。

检查前需要限制的饮食

血液检查　饮酒，高糖、高脂、高嘌呤的食物或饮品

大便常规检查　血制品、动物肝脏

甲状腺功能检查　含碘高的食物

做检查前需要停用正在服用的药物吗

（李　勇）

13. **X线、CT** 检查时
有哪些注意事项

关键词

X 线、CT 是常见的检查方式，在进行这类检查时需要注意哪些内容呢？

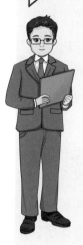

X 线检查的注意事项　首先，在接受 X 线检查之前，医生会询问检查者是否怀孕或有备孕计划，此时检查者应详细说明自己的情况；其次，需要告知医生是否曾经有过造影剂过敏史，因为部分检查会使用造影剂。在进行检查之前，检查者要将所有的金属物品（如钥匙、腰带、珠宝）从身上取下，女士进行胸部 X 线检查时建议穿运动内衣或不带钢圈的内衣。此外，检查者一定要告诉医生自己的用药情况，以便医生决定是否需要调整检查方案。检查过程中检查者应避免移动或说话；在门外等候时，看到"照射中"的指示灯亮时请勿推开检查室的门。

CT 检查的注意事项　CT 平扫检查与 X 线检查类似，需要把检查部位的金属异物取下（非检查部位可以不取），否则会有严重的金属伪影，影响图像的清晰度。对于意识不清、躁动不安的检查者或不能主动配

X线检查　CT检查　注意事项

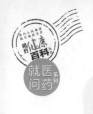

合检查又不能自然入睡的 3 岁以下婴幼儿，应在医生的指导下给予镇静剂后再行检查。

对于腹部 CT 检查，检查者检查前一周不能做胃肠造影检查，近期不可进行胃肠钡剂检查或使用高分子药物。如有，应待药物排尽，确认体内无钡剂、高分子药物存留后再进行 CT 检查。检查者在检查前 8 小时禁食，可不禁水，如有必要，医生会指示检查者在检查前空腹饮水 1 000mL（急腹症除外）。

对于增强 CT 检查，检查前应向医生提供详细的病史信息，包括是否对碘过敏、既往疾病史、用药史和药物过敏史，是否有甲亢以及肝肾功能等情况，签署知情同意书。检查前需要禁食 4~6 小时，但不禁水。有碘过敏史，严重肾功能、肝功能损害，严重甲状腺功能亢进者，禁止做增强 CT 检查。患有糖尿病且服用二甲双胍的患者应停药 48 小时后再做此检查，急诊或特殊情况需要立即检查时，行增强 CT 检查后需要停药 48 小时。如果患者做腹部及盆腔脏器增强检查，为优化腹部 CT 对胃肠道的检查效果，应保证胃、十二指肠及小肠的充分扩张，检查前需要饮水。检查结束后需要等待一段时间，直到医生确认没有异常后才能离开，检查结束后应多喝水，帮助身体尽快排出碘剂。

不同检查的注意事项有一定差别，检查者应该提前与医生做好沟通，以便顺利完成检查并取得准确的检查结果。

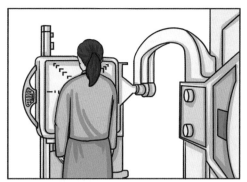

X线检查示意图

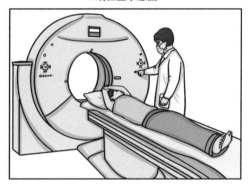

CT检查示意图

肺结节会变成肺癌吗

（张　群）

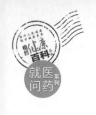

14. 如何正确**留取标本**

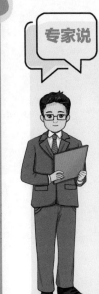

去医院就诊，医生可能开具检查项目来证实诊断或排除其他可能相似的疾病，部分检查会留取尿液、粪便等。能否正确留取标本，直接影响到检验结果的准确性。那么，如何根据各项检查的需要正确留取标本呢？

专家说

尿液标本的留取 尿液标本最好留取晨尿，也就是清晨起床后第一次尿。取尿时，一定注意留取中段尿。用医院准备的一次性干净容器（一般是尿杯），取中段尿液后倒入贴好标签的长试管，尿液至少到试管的 2/3 处。女性就诊前一天建议冲洗外阴并避开经期，防止混入阴道分泌物或经血；男性应避免精液、前列腺液的混入，以免产生假阳性结果。

粪便标本的留取 粪便标本主要是为了辅助消化系统疾病的诊断。留取粪便标本时要注意尽量选取有分泌物、黏液等附着部位的粪便。进行粪便常规检查前 3 天一定要注意饮食，不要吃血制品、动物肝脏等食物，也不要吃含有铁、铜、叶绿素的制剂，含有碘化钾、溴化物及酚红等成分的药物，以免影响检查结果。

痰液标本的留取 采集痰液标本，最好在清晨，痰液采集前先用温水多漱几次口，以清除口腔内大量的杂菌，然后用力从气管深部咳出痰液，吐入广口带盖的无菌容器内，旋紧盖子。留取痰液标本时应尽量避免混入唾液、胃内容物、血液等杂质。

精液标本的留取　采集精液前 3~7 天需要禁欲。通常使用手淫的方式获取精液，首先用肥皂清洗双手和外生殖器，将精液排入特备的无菌杯内，注意要留取全部精液，不要只留取一部分，不可用避孕套留取。

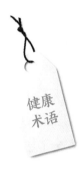

中段尿　是指在连续排尿过程中，舍弃初始尿液和末段尿液而留取中段尿液。

（李　勇）

15. 哪些检查项目
具有**放射性**

"医生，这个检查有放射性吗？会不会对我有影响？"进行影像学检查时，很多人会问出这样的问题。事实上，并不是所有的影像学检查都具有放射性。

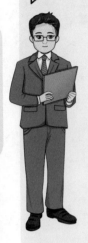

放射检查 X射线 辐射

专家说

利用X射线进行的检查会具有放射性，一些常见的具有放射性的检查项目如下。

普通X线检查 即大家常说的"平片"，这种检查的辐射剂量并不大，做一次胸部普通X线检查（胸片），大致相当于坐飞机从东京到纽约所接受的自然辐射量。

CT检查 CT检查仍然利用X射线，只不过它是分层穿过人体，就像把一块面包切成一片片来看。目前很多医院采用的胸部低剂量螺旋CT，其辐射剂量只有常规胸部CT的20%~30%。还有一种增强CT，是在普通CT的基础上使用造影剂，让病灶与周围的差异更加明显，其辐射剂量比普通CT稍高一些，但总体都在安全范围内。

骨扫描 这项检查需要注射带有放射性的药物，待吸收后使用显像仪器进行检测，而这种药物一般一天左右就可以代谢掉。

PET-CT 是一种全身性扫描，可以直观了解病变在全身的分布情况。PET-CT的放射性来自PET显像所注射的示踪剂和CT扫描发出的射线，不过示踪剂的辐射很小，可以很快被人体代谢。

消化道钡餐 是一种通过口服造影剂，在X射线照射下观察消化道有无病变的检查。其放射性主要来自X射线，做一次的辐射剂量和普通胸部CT差不多。

乳腺钼靶 指通过低能量的X射线透射乳房从而获得乳腺影像，它的辐射剂量相对较低。

临床常见的 B 超、磁共振检查（MRI）是没有放射性的。此外，虽然上述影像学检查具有一定的辐射，但也不需要因为过于担心辐射而拒绝检查。检查时，可按照专业人员的指导选择合适的防护用具对非检部位进行防护，如婴幼儿、育龄女性要做好甲状腺、性腺等重点部位的防护，而孕妇应尽量避免接受带有放射性的影像学检查。

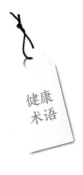

健康术语

辐射剂量　是个体接受或吸收辐射的一种量度，它的单位是毫希沃特（mSv）。辐射剂量是累计计算的，国际基本安全标准规定个人可以接受的辐射剂量限值为全身 1mSv/ 年，单个组织或器官 50mSv/ 年。

（张　群）

16. 哪些 B 超项目
需要**空腹**或者**憋尿**

B 超是一种十分常见的检查，在临床诊疗和健康筛查中有着广泛应用，具有实时性、无辐射等特点。在检查过程中，有些 B 超检查需要空腹，有些需要憋尿，应该如何做好检查前准备呢？

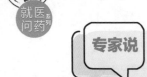

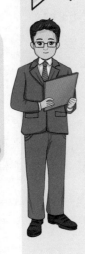

关键词

B超 空腹 憋尿

专家说

　　B超是一种利用超声波进行的检查，它不具有辐射性，且相较于相对昂贵的CT及磁共振检查，超声检查的性价比更高。但超声检查并不是万能的，由于其难以穿透空气、骨骼，对肺、胃肠、腹腔内的深部组织及骨骼内部等的探测并不擅长。当受到气体干扰时，检查效果也会受到影响。由于进食后胃肠气体增加，气体遮挡会使图像显示不清；同时进食后胆囊内的胆汁被排出用于消化，胆囊失去原本充盈的状态，不利于医生观察，因此腹部B超检查需要在空腹状态下进行。

　　膀胱检查、经腹部前列腺检查及经腹部子宫附件检查则需要憋尿。憋尿可以让膀胱在检查时处于充盈状态，从而更好地显示膀胱壁结构及内部的异常回声。经腹部前列腺检查及经腹部子宫附件检查需要憋尿，则与人体结构有关。一方面，由于男性的前列腺和女性的子宫附件位于膀胱后方，充盈的膀胱可以使声波更好地透过，从而更加清晰地显示其后方的前列腺或子宫附件；另一方面，膀胱充盈后可以推开肠道，避免肠气干扰，从而更加清晰地显示盆腔脏器。对于已婚女性，也可以选择经阴道子宫附件检查，这种方式既不需要空腹，也不需要憋尿。

需要空腹的B超检查一般要禁食、禁水6~8小时，检查前一天建议清淡饮食，不吃容易产气的食物（如豆类、牛奶）。如有常规服用的药物，可以用少量水服用。憋尿并不是越多越好，憋尿过多与过少都会给诊断造成困难，憋到刚好有尿意即可。憋尿时除了多喝水，还可以适当走动，加快尿意产生。

（张　群）

17. 胃镜、肠镜、纤维支气管镜检查前需要做哪些准备

胃肠镜和纤维支气管镜是诊断消化道及呼吸道疾病的两种常见检查，对于相应脏器疾病的预防、诊断和治疗具有重要意义。很多人因为未能做好检查前的准备，影响了检查效果和安全性。

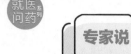

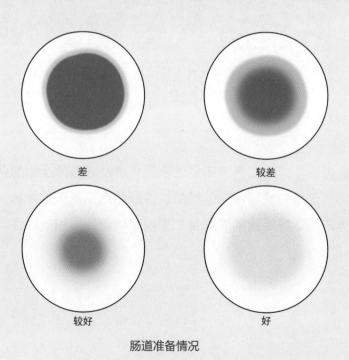

专家说

胃肠镜检查前准备

完善基础检查 包括心电图、血常规、肝功能、凝血功能以及感染性疾病筛查。

及时停药 长期服用抗凝剂，如阿司匹林、氯吡格雷、华法林的患者，需要提前与医生充分沟通。病情允许时应停药 5~7 天，以防在检查时出现消化道大出血。

调整检查前的饮食 在胃肠镜检查前 1~2 天，尽量不吃红色或多籽食物，如西瓜、火龙果；检查前一天要以清淡、低渣流食为主，如稀饭、面条、鸡蛋羹，不吃粗纤维的蔬菜、水果、油腻难以消化的食物以及奶制品；晚餐后开始禁食，保持第二天空腹；检查前 4~6 小时禁水。

关键词 胃肠镜 纤维支气管镜 检查前准备

差

较差

较好

好

肠道准备情况

进行肠道准备　肠镜检查前，需要服用清肠药以清除肠道内的粪便和其他物质，使粪便呈清水样。清洗干净与否，将直接决定检查质量。不同清肠药的使用方法略有不同，请严格遵照指示进行。有些人可能对其中成分过敏，需要在使用前咨询医生。

前往医院检查　检查当天，穿着舒适、宽松的衣裤，携带好相关凭证和药品（如需要）前往医院，不能自己开车。无痛胃肠镜检查前还需要配合进行麻醉。检查当日建议家属陪同，尤其是要进行无痛胃肠镜检查的年老体弱者，必须由家属陪同。

纤维支气管镜检查前准备

完善基础检查　包括血常规、凝血功能、感染性疾病筛查、心电图、肺部 CT 等。

及时停药　如有服用抗凝药，需要提前告知医生，医生会根据病情决定是否停药及停用时间。在检查当天的清晨，还要停用降糖药；高血压、慢性阻塞性肺疾病等患者正常服药，并向操作医生说明病情。

禁食禁饮　检查前 4~6 小时禁食，检查前 2 小时禁饮。禁食可以减少口腔和喉咙内的分泌物，使医生更容易观察到呼吸道的情况。

麻醉准备　纤维支气管镜检查需要局部麻醉，可以减轻不适感，减少呕吐的风险。

家属陪同　检查当日建议家属陪同。

总之，充分做好胃镜、肠镜、纤维支气管镜检查前的准备工作可以提高检查的准确性和安全性，也可以减轻不适。当然，检查前要注意休息、放松身心，以平常心面对检查。

健康
云课堂

什么是核医学检查

（张　群）

四

检查报告
初步解读

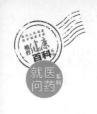

18. 如何**获取**检查报告

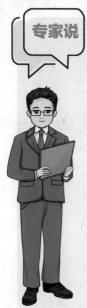

每次检查结束，检查者内心往往会忐忑不安，着急查看检查结果却不知道如何获取。检查报告的获取方式在不同医院之间可能略有差别，通常而言，可以通过打印纸质报告、电子系统查看等方式来获取检查报告。

专家说

伴随着信息化时代的到来，多数医院对获取检查报告的方式进行了改革，使其变得更加便捷和智能。目前，多数医院常见的获取检查报告的方式如下。

自助报告机打印 多数医院或诊所提供了自助打印报告设备，一些常规的检查报告，如实验室检查、放射检查等，通过患者的医保卡、就诊卡或身份证，在相应的设备上刷一下，就可以打印出纸质报告。不同仪器可以打印的报告会有差别，在打印时请注意所使用设备的功能。

手机端查询 一些大型医院会提供在线查询检查报告的服务，通常是使用个人账户登录医院的网站、公众号、小程序或者专门的 App，就可以查看检查报告。这种方式可以节省检查者的时间和精力。需要注意的是，一定要通过医院官方途径进行查询。

医院的窗口或诊室获取 有时候一些特殊的检查报告仍然需要患者本人或家属去指定的窗口或诊室领取。当不会使用上述两种自助获取方式的时候，也可以到服务窗口寻求工作人员的帮助。如果需要他人代取报告，请让代取者携带患者和代取者双方的证件（如社保卡、就诊卡、身份证）。

其他方式 有些医院可以提供邮寄检查报告服务，如果不方便亲自前往医院领取，可以选择邮寄，费用一般需要自理。有时候，医生也可以直接从诊疗系统中调取检查者的报告，如云胶片。

无论采取哪种方式获取检查报告，都需及时关注报告的内容。如果有任何疑问或需要进一步咨询，可以向医生或相关工作人员寻求帮助。

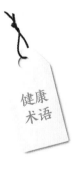

健康术语

云胶片 是存储在云端的数字化胶片，数字影像服务通常包含数字化胶片、检查报告和全部原始影像。云胶片的启用，不仅能为影像资料快速检索提供支撑，更能实现图像信息动态展示、多维成像以及影像数据的专业调整和分析，有助于实现影像资料互联互认，减少重复检查，为医生和患者提供了更好的医学影像服务体验。

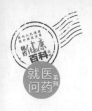

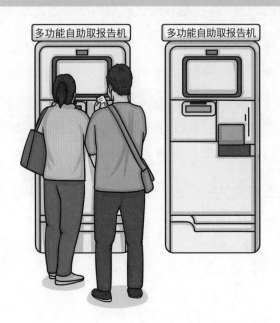

自助报告打印区

多功能自助取报告机　多功能自助取报告机

（张　群　钦　佩）

19. **检查报告**分为哪几类

在就诊过程中，最重要的资料莫过于各类检查报告，了解检查报告的种类是患者及家属首先需要关注的问题。

专家说

根据检查的类型，检查报告大致可以分为以下几类。

检验报告 通常是指实验室检查产生的报告，通过对受检者的血液、尿液、粪便等标本进行化验，反映患者器官功能及病情变化，如大家熟知的血常规、血生化、尿常规，均属于检验报告。

心电报告 通过心电图检查产生的报告。心电图常用于各种心律失常、心室/心房肥大、心肌梗死、心律失常、心肌缺血等的检查，根据不同检查方式又可分为普通心电图检查、24小时动态心电图检查、运动试验心电图检查等。

超声报告 大家熟知的B超检查、彩超检查等属于超声检查。一张超声报告中通常包含了数张典型图像和针对检查部位的专业性描述，如大小、形态、内部回声、血流情况，以及诊断提示。

影像报告 影像学检查包括X线检查、CT检查、磁共振检查等，医生根据这些检查结果对患者的病变部位、性质及与周围组织的毗邻关系进行描述，是判断患者病情的重要依据之一。

病理报告 包括患者病变组织的病理形态学描述、病理诊断、与疾病预后及治疗相关的信息，主要分为：①细胞学检查，将骨髓穿刺后的血液标本、腰椎穿刺后的脑脊液标本等直接涂片或经离心后在显微

关键词

临床检查 影像学检查 病理学检查

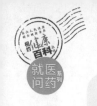

镜下进行观察；②组织学检查，将胃肠镜检查时夹取的息肉、手术切除的肿物等进行切片、染色等处理后在显微镜下进行观察。

此外，还有能直观采集图像并取样的支气管镜、胃肠镜等内镜检查报告。

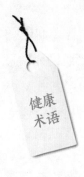

健康
术语

病理学　是研究疾病发生的原因、机制、发展规律以及疾病过程中机体的形态结构、功能代谢变化和病变转归的一门学科。通过病理学检查，可以明确各种疾病的病变特点，从而作出疾病的病理学诊断和鉴别诊断，为临床疾病诊治服务。

拿到检查报告单后应该注意什么

（张　群　钦　佩）

20. 谁可以**解读检查报告**

解读检查报告需要具备专业的医学知识，只有在正规医疗卫生机构执业、具有相应资质和经验的专业医务人员才可以对检查结果进行解读并给出相应的医疗建议。解读检查报告应该注意选择正规的医疗机构或平台，以便得到准确、可靠的解读和建议。

首先，患者应该仔细阅读检查报告，了解各项指标的正常范围和结果。如果对某些指标不熟悉，可以采取以下方式请专业人士来解读检查报告。

接诊医生或主治医生　是最直接、便捷的选择，因为他们了解患者的健康状况和病史，可以对检查报告提供更准确的解读并给出治疗建议。

专业的健康管理机构　一些大型医院设立了健康管理中心，提供健康体检服务，这些部门通常具备专门的医生或医疗团队来为受检者解读检查报告。

咨询官方在线诊疗平台　目前，很多医院设立了互联网医院等在线诊疗平台，可以提供检查报告在线咨询和解读服务。需要注意的是，检查者要通过医院官方渠道进行咨询，切勿盲目相信通过网络搜索跳出的页面、弹窗以及打着某某医院、某某专家旗号的不明平台。

在与专业人员沟通交流时，需要关注以下问题：首先，了

关键词

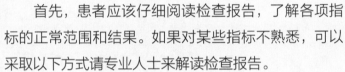

检查报告　解读

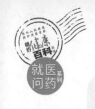

解异常指标或疾病提示的具体内容，如指标数值、提示意义、下一步诊疗建议等；其次，了解相关疾病的风险，以便采取相应的健康管理措施；最后，根据医生的建议采取相应的行动，如调整饮食、增加运动、服用药物、定期复查。此外，无论检查结果如何，都要保持积极的心态，及时采取措施改善健康状况，同时也要认识到健康是一个长期的过程，需要持续地关注和努力。

（张 群 钦 佩）

21. 如何判断哪些项目是
正常的、哪些项目是**异常**的

很多人有这样的经历，去医院做完检查，被检查报告单上的专业术语和各种箭头符号搞得不知所措。应该如何初步判断检查结果是否正常呢？

判断项目正常或异常，首先需要了解报告上各种符号的含义。检验报告上常出现的符号包括↑、↓、+、-、±、※ 和"数字 +"，如 3+。↑、↓通常表示超出或者低于参考范围；+、-分别表示检查结果为阳

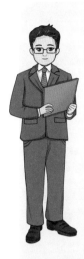

性、阴性；± 表示弱阳性，结果有不确定性；数字＋或者连续几个加号通常表示阳性及阳性程度，如从"1+"到"4+"往往代表阳性程度递增。

使用文字描述的检查报告，有些可以直接从文字中获得信息，如影像报告中的"未见明显异常"，代表检查结果正常；心电图报告中的"窦性心律"，代表正常心律。但更多的文字内容就需要专业人员进行解读了。

需要指出的是，检查结果低于或者高于正常值，并不一定是病理状态。正常值是通过大量检测未患有相关疾病的"正常人群"，通过统计计算后得出的参考范围，因此"正常值"不是绝对的。检查结果会受到很多因素影响，如果是略微低于或者高于正常值，无须过于焦虑和紧张，可以遵照医生的指示复查即可。

不同医院使用的检查方法、仪器、试剂、实验室条件不同，正常值范围也略有不同。所以在进行判断时，需要具体问题具体对待、具体医院具体对待。此外，不能仅靠一次检查报告的异常指标就诊断疾病，有时还需要结合临床症状、异常指标的动态变化以及进一步检查结果，由专科医生进行综合判断，才能得出最终的诊断结论。

（张 群 钦 佩）

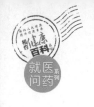

22. **血液检查**主要看
哪些内容

关键词

血常规 生化 肿瘤标志物

在检查时，医生常会开血常规、生化检查、肿瘤标志物等项目，这些都属于血液检查，知道这些检查代表了什么，有助于检查者更好地了解自己的健康状态。

专家说　血常规

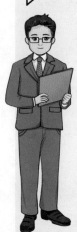

想要快速读懂血常规检查结果，重点要抓住"血液三兄弟"（白细胞、红细胞＋血红蛋白、血小板）。

白细胞　主要包括中性粒细胞、嗜酸性粒细胞、嗜碱性粒细胞、淋巴细胞和单核细胞5种。它们就像人体的卫士，有外敌（如细菌、病毒）入侵时就会现身。

升高：细菌性感染是最常见的原因。此外，在严重组织损伤、急性中毒、白血病及一些恶性肿瘤时白细胞也会升高。

降低：通常见于病毒感染性疾病，如流行性感冒、病毒性肝炎。某些物理因素（如X线、放射性核素）、化学因素（如苯、铅、汞）以及一些特殊药物也可能造成白细胞减少。此外，血液系统疾病，如再生障碍性贫血、严重缺铁性贫血等疾病也可表现为白细胞减少，常伴有血小板和红细胞减少。

红细胞＋血红蛋白　红细胞中含有血红蛋白，就像人体中的搬运工，将氧气输送到人体各部位，同时将二氧化碳等"废物"运出体外。

升高：可见于缺氧、严重呕吐、腹泻、大量出汗等造成的血浆容量下降、红细胞增多症等。

降低：通常见于各种类型的贫血、失血。婴幼儿、儿童、部分老年人、妊娠中晚期女性等特殊人群也可能出现红细胞和／或血红蛋白的生理性降低。

血小板　当血管内出现破损，血小板就会立即进行补救，起到凝血止血的作用，血小板的高低主要反映机体的止血功能。

升高：可能原因包括原发性血小板增多症，以及继发性血小板增多症，如急性失血性贫血、缺铁性贫血、感染。

降低：可能原因包括感染、自身免疫性疾病、骨髓抑制、血液被稀释。

生化检查

谷丙转氨酶、谷草转氨酶、总胆红素、直接胆红素、总蛋白、白蛋白等主要反映肝脏的功能状态。尿素氮、尿酸、肌酐等为肾功能指标，反映肾脏的滤过功能。其中，尿酸也是痛风的临床标志物。脂代谢指标，包括甘油三酯、总胆固醇、低密度脂蛋白胆固醇等，通常要控制在正常范围内，但高密度脂蛋白和载脂蛋白 A1 这两个指标正好相反，正常或者适度升高一些更好。血

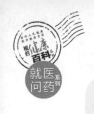

钾、血钠、血氯、血钙等指标反映人体电解质是否平衡，呕吐、腹泻、烧伤等情况下常需要动态监测。空腹血糖可以反映人体空腹状态下的血糖水平，有助于早期发现糖代谢异常。

肿瘤标志物检查

临床上常见的肿瘤标志物有甲胎蛋白（AFP）、癌胚抗原（CEA）、前列腺特异性抗原（PSA）、糖类抗原199（CA199）以及糖类抗原125（CA125）等。近年来还涌现出一些新型检测指标，如肿瘤相关自身抗体、基因甲基化检测、血液循环肿瘤细胞、血液循环肿瘤RNA，这些都可以为肿瘤的筛查提供线索。但是，肿瘤标志物升高并不代表一定患癌，肿瘤标志物阴性也不能完全排除相关肿瘤，还需要结合其他检查结果进行综合判断。

（张　群）

23. 如何判断自己是否有
"三高"

随着人们生活水平的提高及生活方式的改变，"三高"，即高血压、高血脂、高血糖的发病率逐年攀升。"三高"可以单独出现，也可能互相关联，严重危害人们的健康。因此，正确认识"三高"尤为重要。

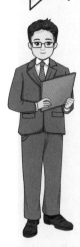

高血压　根据《中国高血压防治指南（2018年修订版）》，如果在未使用降压药的情况下，非同日3次测量诊室血压，收缩压≥140mmHg和/或舒张压≥90mmHg，则可诊断为高血压。如果收缩压在120~139mmHg和/或舒张压在80~89mmHg为正常高值人群，应根据心血管风险评估判定是否启用降压药治疗。

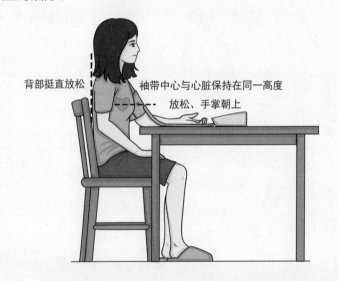

背部挺直放松　　　　袖带中心与心脏保持在同一高度
放松、手掌朝上

高血脂　血脂是否异常关键看4项指标——总胆固醇、甘油三酯、低密度脂蛋白胆固醇（LDL-C，俗称"坏胆固醇"）和高密度脂蛋白胆固醇（HDL-C，俗称"好胆固醇"）。前三项中有一项升高，即为"高血脂"或"血脂异常"。

高血糖　首先需要明确，高血糖的判断要依据静脉血浆葡萄糖而不是毛细血管血糖（即"扎手指"）的测定结果。正常情况下空腹血糖在3.9~6.1mmol/L，餐后2小时血糖≤7.8mmol/L。

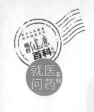

根据《中国2型糖尿病防治指南（2020年版）》，如果连续2次以上空腹血糖 ≥ 7.0mmol/L 或餐后2小时或任意时间血糖 ≥ 11.1mmol/L，则可诊断为糖尿病。如有糖尿病的典型症状，仅一次空腹血糖 ≥ 7.0mmol/L 或餐后2小时或任意时间血糖 ≥ 11.1mmol/L，也可诊断为糖尿病。

如果同时被诊断了高血压、高血脂和高血糖，就可以称为"三高"。仅诊断出其中一种，甚至只是处于临界状态，也不能掉以轻心。"三高"相互关联，如果不加以控制管理，很快它们就会一起"找上门来"。

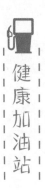

健康加油站

"三高"的控制目标

通常情况下，高血压患者的血压应降至 <140/90mmHg；能耐受者和部分高危及以上的患者血压可进一步降至 <130/80mmHg，老年人血压控制目标可以适当放宽。合并糖尿病、心脑血管疾病的高血压患者，血压应尽力控制在 130/80mmHg 以下。

LDL-C 与动脉粥样硬化性心血管疾病密切相关。通常，冠心病、脑梗死、高血压、糖尿病患者的 LDL-C 应控制在 1.8mmol/L 以下，严重冠心病患者 LDL-C 应控制在 1.4mmol/L 以下。

一般成人2型糖尿病空腹血糖控制目标为 4.4~7.0mmol/L，非空腹血糖目标为 <10.0mmol/L，

而老年患者、低血糖高风险患者、有严重并发症或合并症的患者也可适当放宽控制目标，但这一定要与医生沟通决定。

（张　群）

24. **粪便**和**尿液**检查
主要看哪些内容

到医院看病做检查时，接触最多的莫过于"三大常规"，即血常规、尿常规、粪便常规。很多人怕麻烦不想做尿液和粪便检查，殊不知，这两项检查蕴含着丰富的健康信息。

尿常规　检查内容包括尿的颜色、透明度、比重、酸碱值、红细胞、白细胞、上皮细胞、蛋白质、葡萄糖等，这些指标的异常可能提示肾脏或尿路疾病、糖尿病等健康问题。如果尿液中出现尿隐血，常提示泌尿系统出血，原因可能包括尿路感染、尿路结石等。如果尿液中出现尿蛋白，主要见于各种肾病、妊娠、泌尿系出血等情况，正常人剧烈活动、紧张等也会出现尿蛋白。与血液白细胞升高相似，尿白细胞升高多见于感染性疾病，常提示泌尿系感染，如肾盂肾炎、

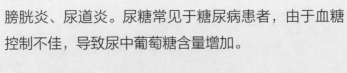

膀胱炎、尿道炎。尿糖常见于糖尿病患者，由于血糖控制不佳，导致尿中葡萄糖含量增加。

粪便常规　检查内容包括粪便颜色、性状、红细胞、白细胞、虫卵以及隐血试验等，这些指标的异常可能提示消化道疾病、寄生虫感染等健康问题。首先看外观，正常成人粪便是成形的黄褐色软便。如果粪便呈鲜红色，多提示肠道下段出血，如痔疮、肛裂、直肠癌。如果粪便呈黑色或柏油样便，在排除食用肉、肝、动物血制品、铁剂等因素后，一般考虑消化道出血，如胃出血、消化道肿瘤。其次看镜检指标，正常粪便中无红细胞、白细胞，下消化道炎症（如结肠炎）、出血（息肉、肿瘤、痔疮等）可以发现数量不等的红细胞，肠道炎症时白细胞数量可增多。发现虫卵可能表明寄生虫感染，如蛔虫、钩虫。另外要看隐血试验，消化道炎症、溃疡、损伤、肿瘤等情况，粪便隐血试验常为阳性。如果发现大便隐血阳性，尤其是持续阳性，建议进一步做肠镜检查，有利于早期发现消化道恶性肿瘤。

此外，在尿常规和粪便常规的报告中，我们还会看到一些符号，如"+"代表阳性；"−"代表阴性；"±"代表弱阳性；"1+""2+""3+"则表示阳性程度逐渐增强。

（张　群）

25. 什么情况下
需要寻求**其他医生**的意见

通常情况下，一种疾病可能有多种治疗方法，不同亚专科、背景的医生可能建议患者采取不同的治疗方案。患者在就医和临床诊疗过程中拥有治疗决定权，通过征询第二个或第三个专业意见再作出决定是合理的。患者征询第二意见旨在参考不同的医疗观点及意见，确认医生的诊断与建议的合理性。

以下情况可以考虑寻求其他医生的意见。

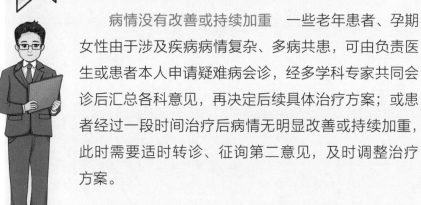

病情没有改善或持续加重　一些老年患者、孕期女性由于涉及疾病病情复杂、多病共患，可由负责医生或患者本人申请疑难病会诊，经多学科专家共同会诊后汇总各科意见，再决定后续具体治疗方案；或患者经过一段时间治疗后病情无明显改善或持续加重，此时需要适时转诊、征询第二意见，及时调整治疗方案。

临床诊断罹患重大疾病　随着医疗技术的不断发展，越来越多重大疾病的确诊依赖于辅助检查，如 X 线、CT、CTA、MRI、PET-CT，可及时发现如心肌梗死、主动脉夹层高死亡率疾病；通过病理组织切片检查可以明确各种类型的、恶性肿瘤；通过血液检查

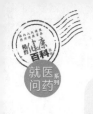

可以发现肝炎、艾滋病等传染性疾病，这些疾病可依据检查结果确诊。但有不少疾病需要通过医生的经验进行临床诊断，如肝硬化、心力衰竭、慢性阻塞性肺疾病，这时可考虑由另一位专科医生加以确认。

对医生提供的治疗方案不接受　一般而言，没有绝对理想的临床处置方式，每种治疗方案大多各有利弊。在与患者沟通具体病情、治疗方案的过程中，医生会向患者及家属详细说明采取某项治疗的必要性、相关风险、注意事项及可能出现的预后情况，在充分征得患者和／或家属同意后再决定后续治疗，如手术。若患者和／或家属仍无法作出决定，或因其自身有不接受该治疗方案的原因时，通常建议患者寻求其他医生的意见。此时，患者征询不同专家的意见，有助于充分了解各种疗法的优缺点，并积极思考，及时选择最符合自身病情和内在需求的治疗方式。

（张　群）

五

门诊
常规治疗

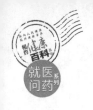

26. 门诊可开展的
治疗项目有哪些

随着医疗技术的发展，门诊可开展的治疗项目越来越多，一般来说，在有效保障患者安全的前提下，用时短、医疗风险低的常见病和慢性病相关治疗都可在门诊进行。

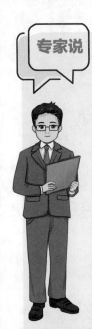

专家说

门诊治疗项目并没有严格的界定范围，口腔科、中医科、皮肤科、康复科、精神/心理科等专业科室的大多数治疗可以在门诊进行，且很多治疗项目在不同学科中存在交叉，甚至重叠的情况。随着技术的发展，一些重大疾病的治疗也可以在门诊进行，但治疗能否在门诊进行因人而异，需要由专业医生的评判和医院客观条件综合决定，患者应遵医嘱执行治疗项目。门诊治疗包括但不限于以下项目。

根据治疗手段的不同，可分为药物治疗（如口服药物治疗、注射药物治疗）、物理治疗（如激光治疗、红外线治疗）、手术治疗（小脓肿切开术、乳腺纤维瘤切除术等一级和二级手术）等。根据专业科室设置和治疗部位的不同，可以分为以下几种。

普通外科治疗　外伤清创缝合及成形术、拔甲治疗等不需要麻醉或仅需要表皮麻醉的治疗。

内科治疗　口服药物治疗、血液透析或腹膜透析等作用于全身系统的治疗。

妇科治疗　阴道后穹隆穿刺术、宫颈注射、诊刮术等。

口腔科治疗　牙周洁治术、根管再治疗术、冠周炎局部治疗等。

眼科治疗　倒睫矫正术、球结膜下注射、中重度外伤清创缝合及成形术等。

皮肤科治疗　痣、疣切除术，脂肪瘤切除术等。

肿瘤科治疗　肿瘤的放射治疗、靶向药物治疗、部分良性肿瘤切除术等。

中医科治疗　刮痧、拔罐、艾灸、推拿、药浴等。

康复科治疗　运动治疗、作业治疗、电子生物反馈疗法等。

精神/心理科治疗　认知行为治疗、音乐治疗等。

（田　振）

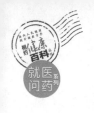

27. **门诊**治疗与**住院**治疗
有什么区别

关键词

门诊治疗 住院治疗 手术级别

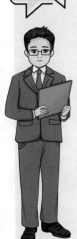

医生会根据患者的诊治情况和医疗风险，安排患者在门诊治疗或者住院治疗，两者并无明确、统一的严格界限。一般来说，在医疗资源紧张的情况下，患者都是在门诊评估后才可安排住院治疗，住院治疗前的必要检验、检查都在门诊完成。

从治疗目的看 门诊治疗主要针对症状较轻的常见病或慢性病，住院治疗主要针对复杂病情、需要系统治疗的内科疾病或风险较高的手术。通常来讲，一级手术可在门诊进行，二级及以上级别手术需要住院进行。

从治疗方式看 门诊治疗一般是以药物治疗、物理治疗、心理治疗等方式为主；住院治疗一般是以手术治疗、药物治疗、化学治疗等方式为主，比门诊治疗更为复杂和系统化。

从治疗保障看 大部分住院治疗患者的病情对环境、生命体征监测、麻醉水平等要求较高，住院治疗可最大程度地保障治疗的有效性；门诊治疗通常用时很短或者需求单一。在治疗前后的护理方面，住院治疗比门诊治疗更为复杂。

从治疗环境看 住院治疗的环境比门诊治疗更为封闭，对医院感染管理的要求更高，一些住院治疗所涉及空间家属不能进入，或需要符合访视制度方可进入。

从治疗时间和费用看　门诊治疗的项目所用时间较短，几分钟至数小时不等，但可能需要患者多次来院持续治疗，单次费用相对较低；住院治疗通常需要患者在院持续数日进行观察、治疗和康复，单次费用相对门诊治疗较高。

从医疗保险覆盖范围看　不同保险方式对疾病负担的统筹能力不尽相同，以 2023 年北京市城镇职工基本医疗保险为例，门诊治疗的报销有年度起付线金额，花费要超出该金额后的门诊治疗方可享受医疗保险报销；住院治疗也存在年度起付线金额，报销比例大于门诊治疗。另外，随着一些重大疾病（如恶性肿瘤疾病）的治疗逐渐从住院转到门诊，医疗保险对门诊大病的报销政策也在逐渐调整，对患者越来越有利。

（田　振）

28. 同一种疾病，如何选择 适合的**治疗方案**

医生在为患者制订治疗方案时，其实已经充分为患者进行了综合评估，包括个体化治疗策略、治疗规范、权衡治疗风险和收益等。适合患者的治疗方案应该是医生、患者共同参与和决策的结果。

关键词

治疗方案　共同决策　个性化治疗

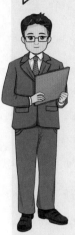

健康加油站

专家说

虽然从患者角度认为是"同一种疾病"，但每位患者都是"个体化"的，因此医生会根据疾病的严重程度、病程进展、患者年龄、基础疾病等因素为每个患者制订个体化的治疗方案。

随着现代医学对疾病的认识逐渐，越来越强调从微观层面、细胞和分子层面对疾病进行"精准医疗"，如肿瘤治疗中经常会听到的"靶向治疗""免疫治疗"。从患者角度认为是"同一种疾病"，但在微观层面、基因层面可能表现各异，因此在治疗方案的选择上，医生会建议更加精准的治疗方案。

复杂疾病的治疗，往往需要多个学科、多个专业的医学专家，甚至心理、康复、营养专家以及医务社工的参与，围绕患者疾病进行综合讨论，为患者制订出获益最大的治疗方案。多学科诊疗模式是以医疗专家团队为主导，整合了患者所需要的医疗资源，有助于为患者制订科学、合理、个性化的最佳治疗方案。

如何与医生一起制订适合的治疗方案

保持良好的医患关系，医生帮助患者治疗疾病，因此在对患者疾病治疗方案的选择方面，医患双方应该共同参与、共同决策。

医患充分信任。健康离不开患者、医生的共同努力和行动，医患充分信任是治疗的基础。

医患充分沟通。医患双方的目标是一致的，经过共同参与、充分沟通，才能最终制订出最适合患者的治疗方案。

（田　振）

29. 哪些**手术**可以在**门诊**做

提到手术，大家往往会想到开刀、住院、手术室，这类手术通常被称为"大手术"；与之对应的，还有一部分属于小型手术或普通治疗，会安排在门诊完成，患者不需要住院，手术后可自行回家护理和康复。那么，哪些手术可以在门诊进行呢？

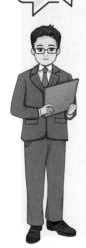

门诊手术虽小，仍然受到医疗机构的严格管理。根据国家卫生健康委《医疗机构手术分级管理办法》（国卫办医政发〔2022〕18号），对医疗机构手术行为加强规范，手术按照分级管理办法，保障患者安全和合法权益。根据手术风险程度、难易程度、资源消耗程度或伦理风险不同，手术分为四级进行管理，其中一级手术即风险较低、过程简单、技术难度低的手术，这类手术通常可在门诊完成。

门诊手术都是较小的手术，不需要复杂的麻醉方

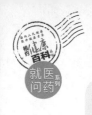

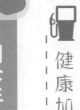

法，一般在局部麻醉或静脉麻醉下进行。常见的门诊手术包括局部器官或组织的活检、外伤的清创缝合、体表脓肿的切开引流等；体表良性肿物，如脂肪瘤、皮脂腺囊肿切除；妇科手术，如宫颈活检、放置或者取出宫内节育器；口腔科手术，如拔牙、根管治疗；也包括各种创伤性操作，如胃肠镜、支气管镜检查以及胸腔闭式引流。

关键词

门诊手术 手术分级管理

健康加油站

门诊手术有哪些注意事项

门诊手术虽然是"小手术"，但也需要认真听取医生告知的注意事项，按流程准备，注意术后康复。

术前按流程准备 包括完善术前检查、预约手术等。术前检查一般是常规抽血化验，包括血常规、血型、凝血、感染筛查等，根据疾病情况可能进行部分影像学检查。需要注意要在手术前按要求完成全部检查。

手术当日放松心态 按医院告知的门诊手术注意事项，带好需要的医疗资料、生活物品等，按流程逐项办理当日门诊手术手续。

术后注意居家护理 如护理伤口、按医嘱换药拆线、复查随诊。

（田　振）

30. 什么是日间病房

随着医疗技术的进步，以日间手术、肿瘤患者日间放射治疗和化学治疗为代表的日间医疗模式得到了快速发展。为了更好地满足患者的需求，提升患者的就医体验，截至 2022 年年底，约 60% 的三级公立医院开展了日间医疗服务。那什么是日间病房？日间病房又是做什么的？

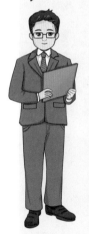

什么是日间病房 日间病房指患者白天住院接受治疗，晚上出院回家休息的病房，主要适用于病情较轻或较稳定等需要短期住院治疗的患者，其对患者是一种快捷、高效、便利的治疗模式，我国的日间病房由留观病房演变而来，病房内配有专门的医生和护士。

日间病房是做什么的 作为住院医疗服务的组成部分，日间病房具有住院病房的诊断和治疗能力，可为患者提供检查、治疗、康复等"短平快"的日间医疗服务，具体可开展日间手术（也称"非住院手术""当日归宅手术"）、日间化学治疗、日间放射治疗等。类似住院病房，医院和科室对日间病房的医疗质量和安全进行严格管理。另外，部分地区日间病房可享受住院医保结算服务。

日间病房的设置对于缩短患者平均住院时间、提

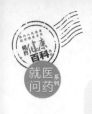

高医疗资源使用效率、缓解医疗资源紧张、降低患者住院费用、减轻患者经济负担、减轻患者心理压力、提高患者生活质量和就医满意度、提高医保基金使用效率具有积极意义。

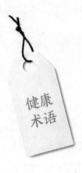

健康术语

日间医疗 指在 24 小时内完成住院全流程诊疗服务的医疗服务模式，属于住院服务的组成部分。

（田　振）

31. 中医特色治疗门诊的主要项目有哪些

中医作为中国的传统医学，有着几千年的历史。它采用自然的、整体的、个体化的治疗方法，强调疾病的预防和调理。中医院、综合性医院和一些社区卫生服务中心会设有中医特色门诊。中医特色门诊通常包括哪些治疗项目呢？

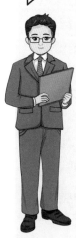

中医的特色在于其预防和治疗疾病的方法，主要包括针灸、推拿、拔罐、中药疗法等。通常情况下，中医特色治疗门诊会提供以下治疗服务。

针灸治疗　针灸是中医的重要治疗手段，其历史可以追溯到新石器时代。这种治疗方法是通过在人体的特定穴位上刺入特制的针，通过刺激这些穴位来调整人体的生理功能，从而达到治疗疾病的目的。针灸可以用于治疗各种疼痛症状，如头痛、背痛、关节痛，以及一些慢性病，如失眠、抑郁、糖尿病。

推拿按摩　推拿按摩也是重要的中医治疗手段，通过对人体特定部位进行按压和拉扯，以调整身体功能，达到治疗疾病的目的。推拿按摩可以改善血液循环、缓解肌肉紧张和疼痛，提升身体的自愈能力。推拿按摩常用于治疗肌肉骨骼系统疾病，如颈椎病、腰背疼痛。

拔罐疗法　拔罐疗法是一种古老的中医治疗手段，其历史可以追溯到公元前 300 年。这种方法是通过在皮肤上施加负压，产生吸力，从而刺激血液循环，改善淋巴循环，有助于缓解肌肉疼痛和疲劳。拔罐疗法通常用于治疗风湿病、肺病、颈椎病等。

中药疗法　中药疗法是中医的主要治疗手段，根据中医理论，用中草药治疗各种疾病。中药可以口服，也可以制成膏药外用。中药疗法强调个体化的治疗，根据每个人的体质和病情差异制订个性化的治疗方案。

艾灸　艾灸是一种通过燃烧艾叶产生热量，刺激特定穴位以

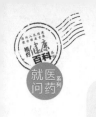

治疗疾病的方法。艾灸可以改善人体的免疫力、改善血液循环，有助于调整身体功能，达到治疗和预防疾病的目的。

食疗　是一种通过调整饮食达到治疗和预防疾病的方法。中医认为，食物不仅能满足人体所需的营养，也是预防和治疗疾病的重要手段。根据每个人的体质和病情，食疗方案将会有所不同，强调的是"适合自己的，才是最好的"。

其他治疗项目　中医特色治疗门诊还有许多其他治疗项目，如耳针、刮痧。耳针是一种通过在耳朵上刺入小针以刺激特定穴位的治疗方法，常用于治疗疼痛症状和一些慢性病。刮痧是一种通过用特制的工具在皮肤上刮擦，以刺激血液循环和淋巴循环，缓解肌肉疼痛和疲劳的治疗方法。

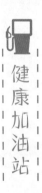

健康加油站

中医特色治疗对哪些疾病治疗效果好

以下是一些被广泛认可的中医治疗效果显著的疾病和病症。

消化系统疾病　如胃炎、胃溃疡、肠道疾病。

呼吸系统疾病　如慢性咳嗽、哮喘、慢性支气管炎。

神经系统疾病　如失眠、头痛、偏头痛、神经性疼痛、三叉神经痛。

骨骼系统疾病　如颈椎病、腰椎病、关节炎。

妇科疾病　如月经不调、更年期综合征、痛经。

虽然中医治疗在很多方面有其独特的优势，但也有一定局限性。因此，对于患者而言，不管是选择中医特色治疗，还是西医治疗，都应该咨询专业人士的建议。

（田　振）

32. 哪些门诊治疗项目可以在家完成

日常生活中，当人们身体出现不适，患有某种常见病、需要长期服药或定期复查的慢性病时，第一反应就是前往医院门诊，但多次往返于家与医院之间会给患者带来极大的不便和经济负担。随着人口老龄化，老年人患病率逐渐上升，失能、半失能老年人数量攀升，对于居家治疗和健康管理的需求较为突出。那么，有没有一些门诊治疗项目可以在家完成呢？

对于有咳嗽、发热、感冒等常见病；高血压、高脂血症、糖尿病、癌症等慢性病；失能（含失智）、高龄、残疾、疾病康复阶段或末期、出院后仍需要治疗的患者，可借助互联网诊疗在家完成问诊或者由医务

关键词

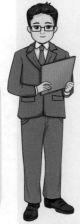

人员上门提供门诊医疗服务。具体可在家完成的门诊治疗项目有以下几种。

诊疗服务　认知功能等方面的健康评估；体格检查以及心电图等简单检查；常见病、慢性病患者通过互联网开药；拆线、换药；刮痧、拔罐、推拿等中医治疗。

医疗护理　吸氧、雾化、吸痰、灌肠、更换胃管、尿管等基础护理；腹膜透析，伤口、造口、气管切开等专项护理；心理支持、沟通等心理护理。

康复治疗　吞咽功能、心肺功能、疼痛等评估；关节活动、呼吸、语言、吞咽等方面的康复治疗等。

药学服务　用药种类、次数，用药方式等方面的咨询和评估。

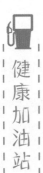

健康加油站

居家就诊和治疗的注意事项

当患者出现病情变化，或是危急重症时，请不要使用互联网诊疗服务，建议及时到医院线下门诊就诊，以免耽误病情。

对于部分常见病、慢性病患者，需要在医生的指导下居家用药，请勿自行停用或者调整用药，并应遵医嘱居家定期监测相关指标，如血糖、血压。建议患者保持良好的心情、健康的生活方式和合理的饮食，气温变化时注意保暖。

（田　振）

33. 如何办理**慢性病门诊医保**

慢性病具有发病率高、知晓率和控制率低的特点，长期治疗给患者带来经济负担，办理慢性病门诊医保是减少经济负担的重要途径之一，那么慢性病门诊医保的申请流程是怎么的呢？

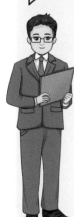

专家说

对于患有慢性病的人群，可以通过办理慢性病门诊医保来降低医疗费用的负担。

确认资格　首先，需要确认是否符合办理慢性病门诊医保的条件。通常，符合以下条件的人才能办理慢性病门诊医保。

1. 城乡居民基本医疗保险的参保人员。

2. 被诊断为特定的慢性病。

3. 持有有效的身份证明。

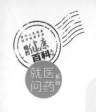

每个地区可能有一些额外的要求，因此在开始申请慢性病门诊医保之前，应该先联系当地的医保局或相关机构，了解具体的申请条件和流程。

办理流程　办理慢性病门诊医保的流程如下。

提交申请：患者需要向医保定点医疗机构提出申请，医疗机构会为患者开具慢性病诊断证明，患者携带身份证和医保卡，以及诊断证明到医保局申请。

医保局审核：医保局会根据提交的材料审核患者的申请。一般来说，医保局会在收到申请后的一段时间内完成审核。如果审核通过，医保局会将患者的信息录入慢性病管理系统中，并为患者办理慢性病门诊医保。

患者就诊：一旦患者的慢性病门诊医保办理完毕，就可以在医保定点医疗机构就诊，并享受医保报销。每个地区的报销比例和金额上限可能有所不同。

注意事项　在办理慢性病门诊医保的过程中，需要注意以下几点。

1. 慢性病门诊医保的办理通常需要一定时间，因此建议患者尽早开始办理。

2. 办理过程中可能需要提交的材料包括身份证、医保卡、慢性病诊断证明等，因此在申请前务必准备齐全。

3. 每年都需要重新申请慢性病门诊医保，因此患者需要注意申请的有效期。

办理慢性病门诊医保是一项可以减轻患者经济负担的重要工作。办理慢性病门诊医保的过程可能随着政策的改变而改变。因此，还需要定期查询最新的办理流程和政策信息。同时，如果在办理过程中遇到问题，也应及时向相应官方机构寻求帮助。

（田　振）

六

取药与
复诊

34. 为什么疾病治疗
要**遵医嘱**

关键词

医嘱

医嘱是医生根据病情和治疗的需要对患者在饮食、用药、化验等方面的指导，是医生在医疗活动中下达的医学指令。医嘱内容应当准确、清楚，每项医嘱应当只包含一个内容，并注明下达时间，应当具体到分钟。医嘱分为长期医嘱、临时医嘱和备用医嘱三类。患者并非专业人士，往往不能正确治疗自己的疾病。谨遵医嘱，听取专业人士的建议可以帮助患者更好地治疗疾病，同时，谨遵医嘱也是对自己的健康负责。

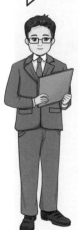

专家说

遵医嘱行为也称依从性，狭义的解释是指患者遵从临床医嘱的程度，即患者配合治疗方案和按照医生所开处方的要求在规定时间服用规定剂量药物。国内现有遵医嘱行为研究大多聚焦于此。广义的遵医嘱行为还包括监测病情、调整饮食和生活方式等。谨遵医嘱可以保证患者使用药物的有效性和安全性，根据情况及时调整药物的使用量等，避免自持己见，影响疾病的治疗。

人们常说"是药三分毒"，无论是中药还是西药，不当使用或长期使用都可能造成肝损伤。近年来，药物性肝炎患者逐年增多，已经成为肝脏的"隐形杀

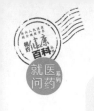

手"。不论是西药，还是中草药、保健品，若没有根据医嘱自行服用，都可能增加肝脏负担，甚至引起肝脏毒性。中草药、保健品、感冒药、降脂药、抗生素、抗肿瘤药、解热镇痛药、激素、降糖药等，都可能引起药物性肝损伤。因此，多数药物谨遵医嘱、按照说明书服用时较为安全，不宜擅自增加药量。在疾病治疗过程中，不能轻信不负责任的宣传和病友推荐的所谓"偏方"。

为什么药品说明书上有用法、用量、用药禁忌等信息，却还要遵医嘱呢？药物除常规用法外，还有一些特殊用法、注意事项，说明书不可能一一列出，需要由医生根据患者的具体病情决定。说明书中注明的用量是成人剂量。由于个人体质、病情及对药物的敏感度不同，用法、用量也有差异。医生会根据患者的具体情况调整用量，特别是老年人及幼儿患者。

医生通过其专业性诊断及丰富的问诊经验，可以最大程度地减少错误使用药物给患者带来的伤害。因此，建议大家在使用药物时遵医嘱，经常与主治医生交流，将病情的变化及时反馈给医生，获得最佳的治疗方案，在医生的帮助下正确进行药物治疗，控制疾病，早日康复。

（于凤雪）

35. 如何看药品的
用法和**剂量**

每当生病时，大家会根据病症使用不同药品，以抵御疾病，战胜疾病。任何一种药品都有其适用范围，不可擅自增减药量；药量过少无法达到治疗所需要的浓度，面临起不到治疗效果的局面；药量过大可能有发生不良反应的风险。因此，在用药前一定要仔细阅读药品使用说明书，查看药品的用法及剂量，切忌盲目服药。

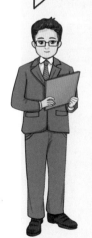

每一种药品的用量都有限定范围，不能随意增减。药物剂量太少，无法达到治疗所需的血药浓度，起不到治疗作用；药物剂量过大，势必会增加不良反应的发生风险，给患者带来不必要的痛苦和伤害。因此用药时，一定要仔细阅读药品使用说明书，或者向医生认真咨询，严格遵医嘱用药，切忌自行盲目服用。

"用法"是根据该药的剂型与特性，注明正确的用药途径和最佳使用方法。"用药途径"有内服、外用、肌内注射、皮下注射、静脉输液等。不同的药物有不同的用药途径，即使是同一种药物，有时也有不同的用药途径。"剂量"是指成人的一次用量。"禁用"是指特定人群禁止使用。"忌用"是指最好不用或者尽量避免使用。"慎用"应由医生权衡利弊后再使用。此外，还需要注意药品的使用疗程，不可以随意增加或缩短。

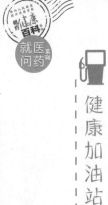

　　"一日 3 次"是药物学家根据实验测定出药物在人体内的代谢速率后规定的，意思是将一日 24 小时平均分为 3 段，每 8 小时服药一次。具体可以根据自己的作息时间进行安排，例如可以将一日 3 次的时间安排在早上 6 点左右、下午 2 点左右、晚上 10 点左右，这样既可以均匀分配所服药量，有效治疗疾病，又不影响休息与进食。"每日服用 2 次"是指早晚各服药一次（一般指早 8 点、晚 8 点）。"饭前服用"是指此药需要空腹（餐前 1~2 小时）服用以利于胃肠道吸收，更好地发挥药效。"饭后服用"是指饱腹（餐后半小时）时服药，对胃黏膜刺激较大的药物，饭后服用可避免对胃黏膜产生刺激，可减少恶心、呕吐等消化道不良反应。"空腹服用"指餐前 1 小时或餐后 2 小时以后服用，如某些肠溶制剂、抗血吸虫药，由于它们需要迅速通过胃到达肠道发挥作用，因此需要空腹服用。"顿服"并不是指吃完每顿饭后服用，它是指把一天需要的用药总量一次性服下。"睡前服用"是指睡前 15~30 分钟服用，常见钙剂、催眠药、平喘药。"必要时"是指身体某部位不舒服的时候立即服用，如治疗心绞痛的药物。

（于凤雪）

36. 是否需要注意
药物的相互作用

在当今的医疗实践中，药物治疗已成为治疗各种疾病的主要手段之一。然而，随着药物种类的增多和使用频率的提高，药物相互作用的问题受到越来越多的关注。

药物相互作用是指当两种或多种药物同时使用时，它们之间可能发生的相互作用，这种作用可能增强或减弱药物的效果，甚至产生新的不良反应。药物相互作用的机制多种多样，包括药动学和药效学的相互作用。

例如，当抗凝药与某些抗生素同时使用时，可能增加出血风险；某些降压药与某些抗抑郁药合用，可能导致血压过低。

患者在使用药物时要充分咨询医生和药师，同时在使用多种药物时，医生和药师应充分考虑药物相互作用的可能性，并作出适当调整。例如，调整药物剂量或替换其他药物。

患者在使用药物时，应主动告知医生和药师自己正在使用的所有药物，包括处方药、非处方药以及各种补充剂，以帮助医护

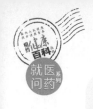

人员评估药物相互作用的风险。

对于儿童、老年人和肝肾功能减退的特殊人群，临床用药时要特别注意药物的相互作用。因药物在体内的代谢和排泄减少，会引起血药浓度升高而易发生不良反应。

（于凤雪）

37. 在什么情况下
患者需要**复诊**

一次就医通常难以解决患者的所有问题，因此复诊成为维护个人健康的一个重要环节。复诊是指患者在初次就医后，根据医生的建议，定期或不定期返回医疗机构或诊所接受进一步的评估、监测和治疗。那么，在什么情况下患者需要复诊呢？

慢性病复诊

慢性病是指持续存在并通常需要长期治疗或管理的疾病，包括高血压、糖尿病、心脏病、慢性阻塞性肺疾病（COPD）等。这些慢性病患者通常需要定

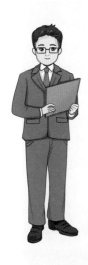

期复诊。在这些情况下，复诊的目的主要有以下几个方面。

监测病情进展　复诊帮助医生监测患者的疾病进展情况。这对于了解疾病的演变以及是否需要调整治疗方案非常重要。

评估治疗效果　对于正在接受治疗的患者，复诊时医生可以评估治疗效果，确定患者是否需要进行药物或治疗方案的调整。

药物管理　如果患者需要进行药物治疗，医生可以在复诊时更新处方，确保患者能够继续获得所需药物，并检查是否有不良反应。

提供健康建议　复诊时，医生可以向患者提供关于健康管理、饮食和生活方式的建议，帮助患者更好地控制慢性病。

外科手术后复诊

接受外科手术的患者通常需要复诊，以确保手术部位正常愈合、没有感染或并发症。复诊的目的如下。

监测伤口愈合　医生会检查手术部位，确保伤口正在按预期愈合。

更换敷料　在复诊时，医生可能需要更换伤口敷料，提供必要的护理。

提供术后护理建议　外科手术后，医生通常会为患者提供有关术后护理和康复的建议。

慢性病　术后　健康监测

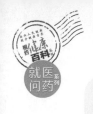

检查结果不正常时复诊

当患者接受了血液学检查、影像学检查或其他检查后结果显示异常，医生通常会建议患者复诊以进一步评估问题。在这种情况下，复诊有助于解决以下问题。

确诊疾病　复诊可以帮助医生更全面地评估病因，确定疾病的性质和严重程度。

制订治疗计划　根据复诊结果，医生可以为患者制订合适的治疗计划。

及早采取行动　如果出现异常，及早采取行动可能有助于避免问题的恶化。

症状复发或出现新症状时复诊

如果患者之前确诊并治疗了某种疾病，但后来症状复发或出现新的症状，这也需要复诊以评估情况并调整治疗方案。在这种情况下，复诊的意义如下。

重新评估病情　医生可以重新评估患者的病情，确定问题的原因。

调整治疗方案　如果症状有所变化，医生可以根据需要调整治疗方案，以更好地满足患者的需求。

怀疑药物不良反应时复诊

如果患者怀疑某种药物可能引发了不适或不良反应，应与医生联系，讨论是否需要更改药物或剂量。复诊时医生可以评估药物的安全性和有效性，并根据患者的反应作出适当的调整。

儿童生长发育监测

对于儿童，定期进行儿科检查是确保他们健康成长和发育的关键。医生会监测儿童的生长曲线、疫苗注射情况，为家长提供健康建议，以确保儿童健康成长。

监测生长发育情况　医生会跟踪儿童的生长发育情况，确保他们健康成长。

提供预防措施　医生可以为家长提供预防措施和健康建议，以确保儿童健康。

患者在什么情况下需要复诊取决于他们的健康状况和治疗需求。复诊是维护个人健康的关键环节，有助于监测疾病进展、评估治疗效果、提供健康建议，并确保患者得到适当的医疗照顾。因此，如果医生建议需要复诊，患者应按照医生的建议行事，以确保健康状况得到充分关注和管理。不要忽视复诊的重要性，它有助于及早发现和治疗疾病，提高治疗效果，维护身体健康。

（于风雪）

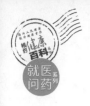

38. **复诊**时需要携带哪些资料

　　复诊是就医过程中的关键环节，有助于医生更好地了解患者的健康状况、监测治疗效果以及提供适当的医疗建议。然而，为了确保复诊的顺利进行，患者在前往医院时需要携带一些重要的资料和信息。

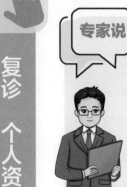

专家说

　　就诊卡或医疗记录　包含了患者的基本信息、就诊历史、诊断和治疗信息。这些记录对于医生了解患者的病情非常重要。患者应当确保将就诊卡和医疗记录带到医院，特别是首次就诊该医院时。这些资料可帮助医生快速获取有关患者健康历史的重要信息。

　　身份证明　为了确认患者的身份，通常需要携带有效身份证明文件，如身份证、护照。这有助于医疗机构确保患者的信息正确无误。此外，身份证明文件可确保医疗费用结算和医疗保险信息的准确性。

　　医疗保险信息　如果患者参与医疗保险，需要携带相关的医保卡或信息。这对于医疗机构进行费用结算和报销非常重要。医疗保险信息包括保险公司名称、保单号码和有效期等。患者应确保这些信息是最新的。

　　药物清单　如果患者正在服用任何处方药或非处方药，请将药物清单带去复诊，包括药物的名称、剂量和用法。医生需要了解患者当前正在使用的药物，以便评估潜在的相互作用或需要更改的药物。药物清单有助于医生避免处方药与已服用药物之间的不良反应。

症状和病史描述　在复诊时，患者应清晰描述自己的症状、病史和任何疾病进展情况。提供详细的信息有助于医生更好地了解患者的情况，帮助作出正确的诊断。患者可以在复诊前做好笔记，以确保没有遗漏重要的细节。

检查结果和影像资料　如果患者之前接受了任何检查，如血液学检查、影像学检查，并且持有这些检查的结果和影像资料，建议将它们带去复诊。这有助于医生更好地了解患者的健康状况，并可以将最新结果与之前的结果进行比较。检查结果和影像资料是辅助医生进行更准确诊断和治疗计划制订的重要工具。

任何相关的医疗文件或医嘱　如果患者之前被其他医生推荐进行特定的治疗或需要特殊照顾，建议将相关的医疗文件或医嘱带去复诊。这些资料可以帮助新的医生更好地了解患者的医疗历史和需求，有助于协助医生更好地制订治疗计划。

上述资料对于医生正确评估患者的健康状况、提供适当的医疗建议非常重要。通过准备这些资料，患者可以更好地参与自己的医疗照顾，确保得到最佳的医疗服务。

（于凤雪）

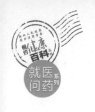

39. 患者在什么情况下
需要进行**进一步检查**

患者需要进行进一步检查的情况很多，包括出现明显的不适、症状持续或恶化、监测疾病进展、评估手术风险、监测药物治疗效果等。

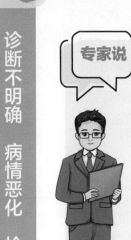

专家说

通常基于以上情况，建议患者进行进一步检查。

患者身体明显不适　如头晕、头痛、恶心、呕吐、胸闷、心慌。

诊断尚不明确　初步的临床检查和评估后，如果医生不能确定诊断，可能建议患者进行进一步的专项检查。

症状持续或恶化　即使已经进行了初步的评估和治疗，如果患者的症状没有缓解或进一步恶化，可能需要进行进一步检查。

监测疾病进展　对于某些慢性病或长期治疗的患者，定期进行检查可以帮助医生监控疾病进展和治疗效果。

治疗方案的选择　在决定治疗方案之前，医生可能需要进行进一步的检查来确定最佳的治疗选择。

评估手术风险　在进行手术前，医生可能需要对患者进行进一步评估，以确定手术的安全性和必要性。

定期健康检查　即使没有明显的症状或疾病，定期的健康检查也可能揭示需要进一步检查的健康问题。

药物治疗监测　在某些药物治疗中，为了确保药物的安全和有效性，可能需要定期检查，如监测血药浓度和器官功能。

复诊　在初次看诊后，如果医生建议复诊，那么在复诊时可能需要进行进一步检查。

体检检查结果异常　如果在常规体检中发现异常，如肿块、肿瘤、心脏杂音，可能需要进行进一步检查。

医生会基于患者的具体情况、症状、检查结果来决定是否需要进行进一步检查。如果患者或其家属对此存有疑问，应及时与医生沟通。

（于风雪）

第四章

住院就医

一

住院前的
准备

1. 通常在什么情况下
需要**住院治疗**

我们时常陷入困惑之中"为何如今越来越多的人患有必须住院治疗的疾病？这是否源于现代生活方式和环境变化导致健康状况恶化，从而使得医疗干预和住院治疗的需求增加？"或许，这一现象与医疗技术的革新及诊断能力的提升密切相关，使得更多疾病能够被早期发现和治愈。此外，人们对健康的关注程度在不断提高，这促使更多人积极寻求医疗救助并接受住院治疗。

需要住院治疗的情况

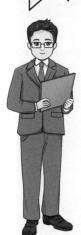

"住院指征"是用于评估疾病严重程度的重要依据。举例来说，当一个人患有某种疾病时，我们可以将其健康状况视为 100 分，病危状态则视为 0 分。在此基础上，可以通过对主诉、现病史、既往史、家族史、体格检查以及影像学、血液、尿液等辅助检查的多方面因素进行综合评估，为病情打分。若评分低于 60 分，即健康状况未达到合格标准，患者符合住院治疗的条件。在特殊情况下，如某些疾病特点导致患者健康状况在短时间内可能迅速降至 60 分以下，也可考虑住院治疗。因此，"住院指征"是评估结果中的"60分"，这是一个严格的标准，不存在任何水分。通常，以下几种情况可能需要住院。

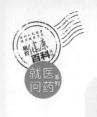

急性病发作　当一个人突发急性病，如急性阑尾炎、急性心肌梗死，以及严重感染，如败血症、肺炎、脑膜炎，均可能在短时间内迅速恶化。因此，患者需要及时就医并住院治疗，以防病情加剧，甚至危及生命。

慢性病急性发作　针对特定慢性病，如高血压和糖尿病，在病情稳定阶段，住院治疗并非必需。然而，在病情恶化或产生并发症时，如高血压导致脑出血、糖尿病引发足部病变，住院治疗则显得至关重要。

严重疾病　恶性肿瘤，如肝癌、肺癌、结直肠癌；严重感染性疾病，如急性化脓性阑尾炎、急性坏死性胰腺炎等；严重车祸、火灾等事故导致的创伤，如外伤引发的肝破裂、脾破裂、颅内出血。

大型手术后　在进行大型手术后，如冠状动脉搭桥术、肿瘤切除术，患者需要住院观察和康复治疗，以确保术后顺利恢复，并及时处理可能出现的并发症。

孕期和产后　在孕期、临产前夕及产后阶段，孕妇须接受住院观察与治疗，以确保母婴平安。如遇孕期出血、妊娠高血压等并发症，应及时入院治疗。

传染病患者　患有传染病的患者，如肝炎、肺结核，为防止病毒或细菌传播，需要住院隔离治疗。

精神疾病　对于精神疾病，如精神分裂症、躁狂抑郁症，在发作期间，如呈现冲动、伤人、自杀、危害公共安全、离家出走等高风险行为，或出现反复自伤、拒绝进食和饮水等情况，若在家中无法有效控制，有必要就医接受营养补充和原发病治疗。在精神疾病诊断尚未明确之际，医生需要密切观察诊断和治疗过程。另外，部分患者对药物敏感度较高，服用药物后不良反应显著，为确保治疗安全，应在住院环境下调整治疗方案。

康复治疗　某些疾病康复阶段，如骨折、瘫痪，患者需要住院进行康复治疗，以促进身体功能的恢复。

严重药物不良反应　如过敏性休克时，务必当即就医，并接受住院治疗。

其他特殊情况　如需要接受特殊护理、重症监护或接受进一步医疗评估，或因各种情况无法独立处理日常生活，应及时入院治疗。

总的来说，住院的必要性取决于疾病的性质、严重程度、治疗方案以及患者的身体状况和需求。在诊疗过程中，医生会根据患者的实际情况来判断是否需要住院治疗。

（陈玉兵）

2. 住院时需要携带 哪些**生活用品**

在接到住院通知后，患者或家属往往会准备好身份证明、医疗保险证件、病历资料、在服药物清单等资料。那么，在住院时需要携带哪些生活用品呢？

关键词

生活用品 住院资料

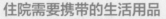

专家说 住院需要携带的生活用品

不同医院对住院患者需要携带的生活用品要求不尽相同，建议在住院前了解医院的具体要求，按照相关要求以及自身生活习惯做好准备。

衣物用品 根据季节和自身需求携带适量的衣物，如内衣、袜子、拖鞋。

洗漱用品 牙刷、牙膏、毛巾、洗发水、沐浴露、盆（桶）、晾衣架。

生活用品 水杯、碗、筷/勺、饭盒、纸巾、防滑拖鞋（不要泡沫底和一次性拖鞋）。

护理用品 适用于需要特殊护理的患者，如尿盆（女士）、尿壶（男士）、护理垫、尿不湿、翻身枕、U形枕，需要禁食的患者可准备润唇膏。

防护用品 外科口罩适量，还可以根据患者和手术情况准备防抓手套。

娱乐用品 如书籍、手机、充电器、充电宝、耳机，有助于缓解住院期间的焦虑和无聊。

其他用品 睡眠质量不好的患者可以带上眼罩和耳塞；如果手术需要剃头发，可以额外带上柔软的帽子或头巾，帮助头部保暖。

特殊患者需要额外准备的用品

产妇 产褥垫、防溢乳垫、湿巾、产垫、一次性内裤、婴儿纸尿裤、婴儿襁褓。

老年人 拐杖、轮椅、防压疮坐垫。

关节手术患者 针对膝关节手术患者，建议准备两个软枕，以便于维持关节功能，同时防止长时间同一姿势导致的下肢静脉血栓形成。对于髋关节手术患者，应准备 3 个软枕以及防旋鞋（丁字鞋），以防骨折部位固定不稳定或髋关节假体脱位，并能有效防止伤肢外旋或内收。

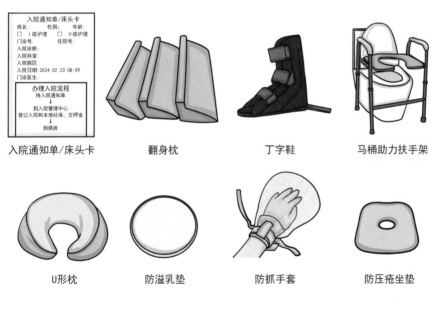

入院通知单/床头卡　　翻身枕　　丁字鞋　　马桶助力扶手架

U形枕　　防溢乳垫　　防抓手套　　防压疮坐垫

（陈玉兵）

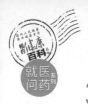

3. 家属在**陪护**时需要注意什么

陪护　生活照顾

在医院陪护期间，作为亲属肩负着照顾病患的重任，承担着关爱与支持的义务。那么家属在陪护过程中应该注意什么？又应该如何为患者提供更为妥善的照顾呢？

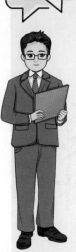

专家说

在住院期间，关于是否需要陪护的问题，医护人员会根据患者的病情、年龄、生活自理能力以及心理等因素进行全面评估。在此基础上，家属可以根据自身家庭情况，选择由家人担任陪护，或者聘请医院的护工提供陪护服务。同时，为确保患者家属的身份并保障患者及病房内人员的安全，我国医疗机构普遍要求陪护人员办理陪护证，并且 12 岁以下的儿童不宜担任陪护角色。办理陪护证要遵循医院的相关规定，完成相应的手续，陪护证不得随意借出。另外，为确保病患得到稳定且高质量的护理，建议固定同一陪护人员。如需更换陪护人员，请及时通报主要负责的医生或护士。

了解患者的病情和治疗方案　在陪护期间，首先要了解患者的病情，包括诊断结果、治疗措施、注意事项等。有助于陪护人员更好地配合医护人员的救治工作，为患者提供针对性的关爱和支持。同时，密切关注患者的病情变化，及时向医护人员反馈，以便医护人员调整治疗方案。

饮食照顾　为患者提供营养丰富、易消化的食物，遵循医生的建议调整饮食结构。保持患者饮食清洁卫生，避免食用生冷、油腻、刺激性食物。

睡眠照顾　确保患者有安静、舒适的休息环境，遵循医生的建议安排作息时间。在患者病情允许的情况下，鼓励他们进行适当的锻炼，以助于身体康复。

个人卫生照顾　协助患者保持良好的个人卫生，如洗脸、刷牙、洗澡。根据患者的需求，为他们提供生活用品，如衣物、床上用品。

心理关爱　关心患者的心理状况，给予关爱和支持。倾听他们的心声，鼓励他们积极面对疾病。在适当的时候与患者进行沟通交流，帮助他们排解忧虑和恐惧。

配合医护人员的工作　在陪护期间，要遵守医院的各项规章制度，如就诊时间、探视时间。尊重医护人员的建议和指导，配合医护人员开展工作。

沟通交流　与医护人员保持良好的沟通，了解患者的治疗进度和康复情况。如对患者的病情和治疗方案有疑问，可以向医护人员请教，共同为患者提供最佳的治疗方案。

医疗费用管理　合理规划医疗费用，按照医院的规定缴纳医疗费用。了解医疗报销政策和患者的医疗保险情况，争取为患者减轻经济负担。

关注患者的康复进程　在陪护期间，要关注患者的康复进程，鼓励他们积极参与康复训练。根据医护人员的建议，协助患

者进行康复锻炼，如散步、关节活动。关注患者的康复需求，为他们提供必要的康复设备和辅助工具。

总之，在医院陪护期间，作为亲属，要全方位关爱患者，关注他们的身心需求。通过了解病情、配合医护人员、关注康复进程等途径，为患者提供更为妥善的照顾，帮助他们渡过难关，迎接美好的生活。

（陈玉兵）

4. 住院前患者和家属
如何**调整心态**

面对住院建议，患者及家属可能产生心理压力，出现诸如焦虑、担忧、恐惧以及情绪低落等负面情绪。那么，在住院前，如何调整患者和家属的心态呢？

患者及家属的心态调整对于住院期间的治疗和康复起着至关重要的作用。一个积极的心态有助于患者更好地应对疾病带来的痛苦，提高治疗效果，促进身体康复。与此同时，家属的心态和陪伴也对患者具有显著影响。

了解病情和治疗方案　在接受住院治疗前，患者及家属应充分了解病情，了解医生建议的治疗方案，以便对疾病治疗和康复过程有更为明确的认知。借此，患者和家属能针对性地进行心理调整，降低焦虑与担忧的程度。

保持积极的心态　在面对疾病时，积极的心态对于患者的康复至关重要。患者和家属应该坚信，只要积极配合医生的治疗，疾病就有痊愈的可能。同时，可以借鉴其他患者的康复经验，增强自己战胜疾病的信心。

沟通与倾诉　住院前，患者及家属可以相互倾诉内心的担忧和恐惧，分享彼此的心情。这样可以增进彼此的了解，减轻心理压力。此外，与亲朋好友沟通交流，寻求他们的支持和鼓励，也是调整心态的好方法。

运用呼吸放松法　在面对住院建议时，如感到紧张或焦虑，可尝试通过鼻腔吸气，嘴巴缓慢呼气的方式，关注吸气时身体哪个部位在扩张（如胸部或腹部），并在呼气时感受身体的放松，3~5次为一组，若已达到放松效果，可停止；若未见舒缓，可再进行一组。

寻求专业心理援助　在面对心理压力时，患者及家属可以向心理医生寻求帮助。心理医生可以提供专业的心理辅导，帮助患者及家属调整心态，以更好地应对住院治疗。

关键词

住院前　调整心态　患者和家属

健康加油站

情绪 ABC 理论

A 是事件，B 是对事件看法、解释，C 是情绪、行为，引起情绪行为的是事件本身还是对事件的看法、解释呢？同样是下雨，有的人会感觉开心、舒服，有的人会感觉烦躁、悲伤，为什么会对同一件事产生不同的情绪呢？因为不同人对同一件事的看法、解释不同。所以觉察自己对事件的看法、解释，调整自己的看法和解释会有助于调整情绪。

（陈玉兵）

二

住院就医
流程

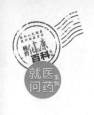

5. 如何办理**住院手续**

关键词

住院手续　资料　流程步骤

在需要住院治疗的情况下，患者及家属应如何顺利办理住院手续呢？需要携带的资料有哪些、一般流程是怎样的？

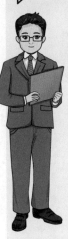

办理住院手续的一般流程如下。

第一步　医生开具住院通知单后，患者或家属可携带所需有效证件（如身份证、银行卡、社保卡）和住院通知单到住院登记处进行住院登记，登记处的工作人员会协助办理住院手续。患者需提供真实、完整的个人信息，以确保住院手续的顺利办理。若在非正常上班时间住院，可直接到收住的病区护士站直接登记住院，具体流程要根据医院的实际要求执行。

第二步　窗口工作人员会对患者或家属提交的证件和资料进行审核，确认无误后患者或家属按照医院规定的金额交纳押金。

第三步　办理完住院手续后，患者可以前往指定的病房楼层和床位号，与床位护士办理入住手续。

无论是正常上班时间段，还是非上班时间段办理住院手续，只要按照医院的办理流程和要求均可顺利完成住院手续的办理。在办理过程中，患者和家属应积极配合医院工作人员，确保手续顺利进行。

（陈玉兵）

6. 患者和家属在**手术前**需要做哪些准备

因病情需要，当手术成为必要选择时，患者和家属往往会感到迷茫无措，应该如何做好手术前的准备工作呢？

专家说

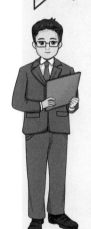

准备工作

手术是一种常见的医疗行为，主要目的在于治疗疾病或改善身体状况。为了确保手术的顺利进行和术后恢复，患者和家属应积极做好术前准备工作。

了解手术的必要性 患者和家属需要认识到，即将进行的手术的性质、目的、风险及可能的并发症。

配合医生做好术前检查 术前检查是确保手术安全的前提，患者和家属应当积极配合医生完成各项检查。

心理调适 患者和家属要做好心理准备，了解手术或操作可能带来的身体和心理变化。在医生的指导下，学会应对术后疼痛、疲劳等症状，如进行有效的深呼吸和咳嗽练习，以预防术后肺部感染，加速康复进程，并保持积极乐观的心态。

签署知情同意书 手术前，患者需要在知情同意书上签字，表示已了解手术的相关信息，同意承担相关风险。必要时，家属需要代为签字。

　　术后护理准备　术后护理是手术成功的关键环节，患者和家属需要了解术后护理的基本知识和技巧，如伤口护理、疼痛管理、饮食调理。家属应了解术后护理的基本要求，以便在术后为患者提供良好的护理。

　　请假安排　根据医生的建议，患者需要提前安排好工作、学习等方面的请假事宜，确保术后有充足的时间进行休息和康复。

注意事项

　　身体状况评估　在手术前，医生会对患者进行全面的健康评估，以确保他们的身体达到最佳状态。若患者存在营养不良、贫血或低蛋白血症等问题，医护人员会积极采取措施改善这些状况，以确保手术的顺利进行。此外，如非急诊手术，若患者在术前出现发热，一般建议待体温恢复正常后再行手术治疗。

　　特定药物服用　对于长期服用特定药物的患者，医生会根据病情告知患者是否需要停药以及停药时机。

　　饮食方面　术前饮食应以清淡为主，避免食用辛辣、刺激性食物，同时尽量戒烟、戒酒。通常情况下，手术前 6~8 小时要严格遵循禁食规定，2 小时内不得饮水。保持良好的作息习惯，早睡早起，以促进术后重要器官的康复。

　　卫生方面　手术前当晚，患者要对皮肤进行清洁，并修剪指甲（女士若进行美甲，应尽可能卸除一个或多个手指的美甲，以便手术过程中生理指标的监测）。同时，取下身上的饰物以及活动性义齿。手术当天，患者切勿化妆，也不得佩戴隐形眼镜。

（陈玉兵　李郁明）

7. 患者和家属应该如何配合
医护人员进行
住院期间的检查

住院期间，患者和家属要配合医护人员进行各类检查，以确定病情和治疗方案。

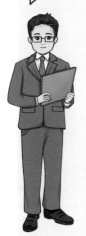

在住院治疗过程中，患者要充分了解各项检查的意义、要求和注意事项，积极配合、信任医生的检查工作，有助于提高检查结果的准确性和安全性。科学、规范的检查，可以为诊断和治疗提供准确依据，从而提高治疗效果，早日恢复健康。

了解病情和检查目的 在进行检查前，患者和家属应与医生充分沟通，了解病情，明确检查的目的和意义。例如，一些检查是为了确诊病情，一些检查是为了监测病情变化，还有一些检查是为了评估治疗效果。了解这些信息有助于患者在检查过程中更加积极地配合医护人员。

遵循检查前的准备工作 包括空腹、憋尿、清洁肠道等。空腹检查，如血糖、血脂等，要求患者在检查前 8~12 小时内不进食；憋尿检查，如 B 超、膀胱镜，要求患者在检查前适量饮水，

使膀胱充盈；清洁肠道检查，如结肠镜、胃镜，要求患者在检查前服用清肠剂，以排出肠道内粪便，以免影响检查结果。

在检查过程中应保持良好的心态，配合医生操作 面对一些侵入性检查，如骨髓穿刺、腰椎穿刺，患者可能感到恐惧和紧张，此时要学会调整心态，信任医生，遵循医生的指导，积极配合检查。同时，患者在检查过程中如有不适，应及时告知医生，以便医生根据情况作出相应处理。

遵循医生的建议进行后续治疗和复查 检查结果只是诊断和治疗的基础，患者不应过分关注某一指标正常与否，而应听从医生的综合判断。在治疗过程中，患者要严格按照医生的处方用药，定期复查，密切关注病情变化，以便及时调整治疗方案。

（陈玉兵　李郁明）

8. 住院期间的**饮食**
注意事项有哪些

住院期间患者的饮食护理至关重要，合理的膳食搭配有助于促进病情康复，降低并发症风险。在住院期间，患者在饮食方面应该注意什么呢？

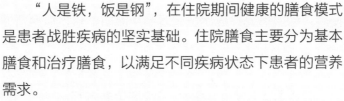

"人是铁，饭是钢"，在住院期间健康的膳食模式是患者战胜疾病的坚实基础。住院膳食主要分为基本膳食和治疗膳食，以满足不同疾病状态下患者的营养需求。

基本膳食的分类

普通饮食　接近日常膳食，即一般食物均可食用，适合消化吸收功能正常、病情较轻，且无须限制饮食的恢复期患者。住院期间普通饮食每日供应三餐，应做到食物多样、合理搭配、科学烹调。每日膳食应包括谷薯、蔬菜水果、畜禽肉蛋奶和豆类。注意多吃全谷类食物，适当吃鱼、禽、蛋、肉，少盐少油，足量饮水。孕妇、儿童及老年人等特定人群应遵循特定人群膳食原则。

软质饮食　质地细软、含膳食纤维、易消化的食物，适合老幼患者或消化不良、轻度发热、手术恢复期的患者。主食可选用粥、面条等；鱼、禽、蛋、肉应去骨，可选择肉糜、清蒸鱼、豆腐、水煮蛋；蔬菜应切碎煮软。

半流质饮食　以易于吞咽和消化的半流体食物为主的饮食，如稠粥、烂面条、肉末、菜泥，适用于消化道疾病、咀嚼吞咽不便或手术后由流质过渡到普食的患者。半流质饮食热量较低，需要少量多餐食用。

流质饮食　不含任何块粒状固体，入口即化，适合吞咽咀嚼困难、高热、大手术后、急性消化道疾病以及危重症患者。制作时应选用天然食材，如牛奶、米糊、米汤、蔬菜汁、鱼汤或搅打

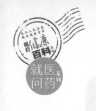

食物匀浆。流质饮食是热量最低的一种基本膳食，故不适宜长期使用，若病情允许应尽快过渡至半流质、软食直至普通饮食。

治疗膳食的分类

是在基本膳食的基础上，根据患者不同病情，适当调整总能量、某些营养素，或调整制备方法，以适应疾病需要，从而达到治疗疾病和促进健康的目的。常见治疗膳食有糖尿病治疗膳食、肾病优质低蛋白膳食、低脂膳食、低盐膳食、低嘌呤膳食等。

糖尿病治疗膳食 食物多样，合理分配，规律进餐，调整三大营养素占比为碳水化合物 45%~60%，蛋白质 15%~20%，脂肪 20%~35%。主食定量，优选全谷物和低血糖生成指数的食物。清淡饮食，少油少盐，积极运动，改善代谢。

肾病优质低蛋白膳食 对于急性肾炎、慢性肾病 3~5 期的非透析患者，应限制蛋白质的日摄入量，其中优质蛋白占比 50% 以上。适量吃鱼、禽、蛋、奶类优质蛋白，减少谷类等非优质蛋白的摄入，可使用低蛋白主食代替部分普通主食，如低蛋白米、粉丝、麦淀粉、魔芋丝。

低脂膳食 对于肝炎、胰腺炎、胆囊疾病、高血压、高脂血症或有减重需求的患者，应限制膳食中脂肪的摄入总量。轻度限制应控制在 50g 以下；严格限制应控制在 15g 以下。不吃煎炸和皮下脂肪丰富的食物，尽量选用低脂或脱脂奶制品。

低盐膳食 适用于高血压、心脏病、肾脏病、肝硬化伴腹腔积液等患者。注意事项包括：避免摄入高盐食品，如咸菜、泡菜、腊肉；适量摄入富含钾的食物，如香蕉、土豆、苹果；控制摄入含隐形盐的食物，如酱油、醋、味精。低盐饮食并不意味着完全不含盐，而是要根据病情和个体需求合理控制盐分摄入。应在医生或营养师的指导下，制订合适的低盐膳食计划。

低嘌呤膳食　适用于高尿酸血症和痛风患者，目的是减少嘌呤的摄入，降低尿酸生成。患者应避免摄入高嘌呤食物，如内脏、海鲜、肉类，多摄入低嘌呤食物，如米、麦、蔬菜、水果。此外，应保持适量饮水，避免过度饮酒，减少高糖、高脂肪食物摄入。注意饮食均衡，保持良好作息，有助于病情控制。

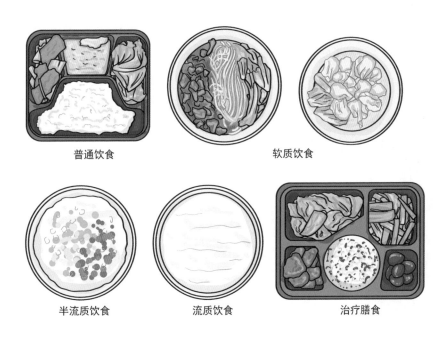

普通饮食　　　　　　　　软质饮食

半流质饮食　　　流质饮食　　　治疗膳食

（陈玉兵　李郁明）

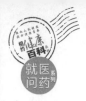

9. **探视**住院患者
有哪些注意事项

关键词

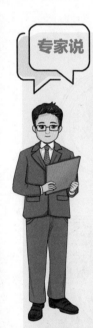

探视规定　提前预约　防护措施

有些疾病往往需要住院治疗，为了表达对患病住院亲人或朋友的关心和安慰，大家会去医院探望，探视住院患者有哪些需要注意的事项呢？

专家说

不同的医院可能对探视有不同的要求，要提前了解医院的探视规定，包括访客数量、探访时间、停车规定等。遵从医生和护士的指导，遵守医院的探视规定。探视前应提前告知患者或家属探视的需求和愿望并预约时间。征得同意后，在不影响患者治疗、休息的前提下进行探视。探视期间需要注意以下几点。

1. 探视者应严格遵守医院的探视时间，在进入病房前，提前了解患者所在病区的位置及房间，避免进入病区盲目寻找。

2. 探视者要着装整齐，保持自己的手和衣物干净，必要时采取戴口罩等防护措施。不要带儿童或宠物进入病区。

3. 进入病区后要保持安静，不得高声喧哗。严禁吸烟、随地吐痰。不要随意触碰患者的物品或坐于病床上，以减少传播病菌的风险。

4. 避免在同一时间探访者过多，探访时间不宜过长，一般以不超过 30 分钟为宜，避免谈论有碍患者治疗和健康的话题，谈话声音不宜过高，以免影响其他患者的休息和恢复。探视期间不得擅自将患者带出院外。

5. 医院规定允许时，可以带一些慰问礼品，如鲜花、水果、书籍、营养品进行探视，但是不宜过多。应针对患者的病情选择合适的礼品表达心意，如呼吸系统疾病患者不宜送鲜花，糖尿病患者不宜送含糖量过高的水果，以免对患者的健康恢复带来不利影响。

6. 传染病患者一般不得探视。抢救患者或重症患者的探视应服从治疗需要，由医护人员决定。如果探视者自己生病或有传染性疾病时，最好不要前往医院探访，以避免传染给其他患者和医护人员。

7. 探视期间应听从医护人员的安排，不得擅自翻阅患者的病历或其他治疗记录，遇到查房或治疗时，应先主动退出病房配合医务人员工作，之后再进行探视。

（侯锐钢）

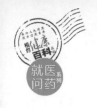

10. 如何办理**出院手续**

当治疗结束、医生通知可以出院时，就意味着患者很快就能办理出院手续回家了。那么，办理出院手续需要哪些资料和证件，应该如何办理呢？

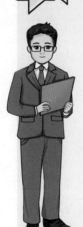

出院手续办理的具体步骤和要求可能因医院和地区的不同而异，最好在办理出院手续之前向医保、财务部门或相关护士咨询，但基本上应该遵循以下几点。

出院证明获取　在确定可以出院后，医生会给患者开具出院证明，并由护士交予患者或其家属，通知患者可以办理出院手续。

核对费用清单　当接到出院通知后，患者或家属需要再次核对缴费明细，与医保或财务部门确认患者的付费情况，包括住院费用清单和支付住院费用的方式，如医保、医疗补充保险、自费或其他支付方式。如有疑问，请及时查询，确认无误后再进行结算，以免结算后带来不必要的麻烦。

住院费用结算　患者或家属持住院预交费单据、社保卡、出院证明及预交费时使用的银联卡，选择床旁结算自主办理出院手续或在出院前台办理出院手续。留存发票方便后续报销或查询。

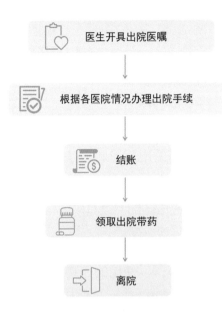

医生开具出院医嘱

↓

根据各医院情况办理出院手续

↓

结账

↓

领取出院带药

↓

离院

（侯锐钢）

11. 出院时有哪些注意事项

住院期间和出院后的一些注意事项是患者和家属比较关注的，那么出院时有哪些注意事项呢？

专家说 出院是患者治疗过程中的一个重要节点，也是一个重要的医疗决策，因此，知晓出院时的一些注意事项非常重要，对后期治疗及康复的意义不容小觑。

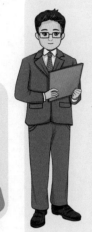

仔细阅读出院证明　在出院之前，患者的主治医生会对患者的病情进行最后的评估，在患者的病情稳定或已经完成前期治疗进入康复阶段时，经上级医生或科主任批准后会签署出院医嘱及出院证明。出院证明中包括患者的出院诊断、在院的治疗情况、出院日期和出院情况、建议等内容。因此，拿到出院证明时，患者和家属应该详细阅读其中内容并妥善保存。

出院指导　医生会在出院证明中给出出院建议，包括伤口的护理、使用的药物、饮食、休息、锻炼和其他治疗或康复建议。患者要与医生进行充分沟通，了解当前的病情、预后情况及注意事项，必要时准备纸笔进行记录，积极应对出院后的康复治疗。

用药教育　药师会对患者出院时需要继续使用的药品进行用药教育，包括药品的用法用量、联合用药情况、可能出现的不良反应及需要定期监测的指标等，患者和家属要遵从药师的用药指导，存有疑虑时要及时询问并寻求解答。

留取咨询电话　患者要留存科室咨询电话，随时向医生和药师沟通，报告康复期间病情变化及药品使用情况，确保在患者出院后继续得到专业的指导和帮助。

预约复查　需要进行复查的患者，要提前与医生预约复查的时间和地点。如果病情有变化，应随时与医生联系是否需要复诊。

整理出院用物　出院时要清点好入院时携带的物品，患者在院期间检查的影像资料、费用清单、相关报告等重要文件，应及时归纳整理、打包好，避免遗漏。一些不再需要使用的物品也不要随意丢弃，要按照垃圾分类规定分别放置在指定位置。对未获取的诊查报告要按时取走，同时交还不再使用的医院的轮椅、平车等公用物品。

　　做好出院时的防护　家属应做好患者出院时的防护措施及护送工作，保证患者安全、顺利出院。

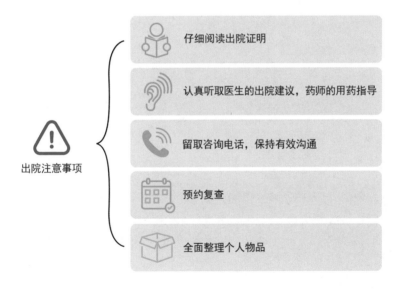

出院注意事项

- 仔细阅读出院证明
- 认真听取医生的出院建议，药师的用药指导
- 留取咨询电话，保持有效沟通
- 预约复查
- 全面整理个人物品

（侯锐钢）

三

利用好
查房环节

12. 医生通常**什么时间查房**

医生每天都会去病房对所管患者进行查看，那么他们通常什么时间查房呢？

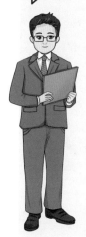

医生的查房时间通常会因医院、科室、医生的时间安排和患者的情况而有所不同。一般工作日会进行至少两次查房。非工作日会进行至少一次查房。医生通过查房及时了解并评估患者病情，制订与调整诊疗方案，观察诊疗效果以及与家属进行交流。查房大致分为以下几类。

晨间查房　通常在 8：00~10：00。分为科室主任、主任医师/副主任医师、主治医师、住院医师查房。

下午查房　通常在 15：00~17：00。主要是住院医师查房。

夜间查房　通常在 19：00~21：00。主要是值班医师查房。某些急诊、重症或夜间手术后患者，医生可能也需要进行夜间查房，了解患者的情况，以确保患者的病情稳定。

额外查房　如果患者的病情突然恶化或需要特殊处理时，医生随时可能进行额外查房。

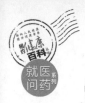

医院三级医师查房制度

对新入院患者，住院医师应在入院 8 小时内查看患者，主治医师应在 48 小时内查看患者并提出处理意见，主任医师（副主任医师）应在 72 小时内查看患者并对患者的诊断、治疗、处理提出指导意见。对急危重患者，住院医师应当随时观察患者的病情变化并及时处理、准确记录，必要时随时请上级医师临时查看患者。对于手术患者，术者必须亲自在术前和术后 24 小时内分别查房。

（侯锐钢）

13. 医生**查房**到底**查什么**

患者在住院期间每天都会有医生查房，医生会在查房时查看患者并询问一些问题。医生查房到底在查哪些内容呢？

医师查房制度是医疗质量核心制度之一，是医师评估患者的健康状况，监测病情进展，制订和调整治疗计划的重要手段，也是医患交流、健康教育的有效载体。医疗机构对医师查房内容有详细规定，三级医师查房内容各有侧重。

住院医师　通过查房熟悉所管辖患者的病情变化、检查结果及术前准备完成情况。查房内容主要有以下几点。

1. 常规询问患者的饮食、睡眠、大小便情况。

2. 仔细询问患者的症状及其变化以及对治疗的反应，认真进行体格检查，掌握患者的体征变化。

3. 与患者及家属沟通，了解患者和家属对医疗、护理等方面的建议和需求。

主治医师　全面了解、掌握患者的病情及其变化，指导住院医师进行诊疗操作和病历书写。查房内容主要有以下几点。

1. 检查患者、询问病史、完善补充各项必要检查，指导下级医师作出诊断、鉴别诊断、制订诊疗计划。

2. 对急、危、重、疑难、术前和术后患者及时查房，随时巡视，指导下级医师对急、危、重患者的抢救及特殊检查。

3. 掌握本组患者的病情及其变化，遇到疑难问题及时报告上级医师。

4. 审阅修改下级医师病历，补充体格检查及各项必要的辅助检查，分析病情、辨证治疗，指导用药。

5. 与患者及家属沟通，了解患者和家属对医疗、护理、设施、病房环境及服务等方面的建议和意见。

6. 陪同会诊专家巡视患者，及时向上级医师汇报会诊情况。

关键词

体格检查　治疗方案　出院计划

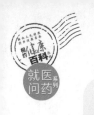

7. 向患者及家属做好各种解释、说明，尤其要针对患者的具体情况进行健康教育。

8. 对需要取得患者和家属知情同意的诊断、治疗措施，配合上级医师做好解释工作，并负责完成患者 / 家属的各种签字手续。

主任或副主任医师　对自己所管辖的患者全面负责，掌握患者的病情及其变化，关注下级医师进行的诊疗操作及病历书写。查房内容主要有以下几点。

1. 检查病历书写质量并提出修改意见。

2. 对重大手术要审查手术方案、术前准备情况，并报科主任及医务部审批。

3. 对疑难重症患者或不能作出明确诊断的病例，提出进一步诊治的思路和方法。

4. 对可能的病因、发病机制、病情发展趋势、预后等进行评估、分析。

5. 必要时对患者进行进一步的体格检查及病史询问。

6. 对下级医师的治疗原则、治疗方法、用药情况提出指导意见，决定治疗方案。

7. 解决下级医师提出的诊疗疑问，对疑难病例提出指导性意见。

8. 及时向科主任汇报疑难问题，提出是否请专家会诊的建议。

以下是在查房过程中涉及患者及家属参与的内容。

病史回顾　医师会查看患者的病史，包括症状、既往疾病、用药历史、手术历史等信息。

体格检查　医生会进行体格检查，包括测量体温、血压、心率、呼吸，检查皮肤、眼睛、耳朵、喉咙、心脏、肺部、腹部和其他身体部位。

调阅实验室和影像学检查结果　医生会查看实验室检验和影像学检查结果。

症状评估　医生会与患者交流，询问患者的症状，了解患者的感觉，是否有新的症状或不适。

诊断和治疗计划　医生会评估现有的诊断和治疗计划，包括药物治疗、手术、康复措施等。

出院计划　医生会与患者沟通，讨论患者的出院计划，包括出院日期、康复建议和后续治疗计划。

医师查房旨在为患者提供全面的医疗评估和关怀，并确保患者得到适当的治疗。在此期间，患者及家属可以和医师充分交流，力求详细、准确地反映患者生理、心理状况，配合医师治疗，争取早日康复！

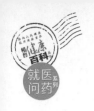

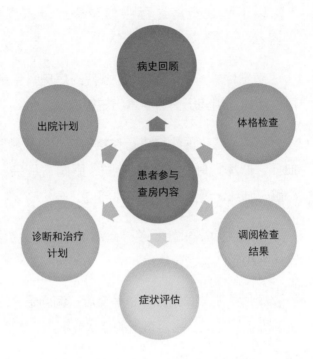

（侯锐钢）

14. 如何在查房时与
医生沟通

医生查房时，经常能遇到"惜字如金"的患者和陪护者，医生问一句说一句，绝不多聊。其实患者和家属也很困惑，在查房时应该如何与医生沟通呢？

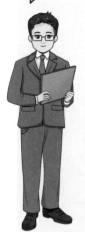

医生查房是医患沟通的重要环节，能否有效沟通对疾病的治疗将产生很大影响。在查房时，做到以下几点会达到事半功倍的效果。

情绪准备 医生查房时间有限，患者应提前调整心态，尽量避免过多地倾诉个人情绪，力争用客观、理性的方式描述问题，以合作的态度，在尊重医生的基础上进行沟通。

资料准备 在医生查房前准备好包括个人基本信息、既往史、治疗情况、用药情况、检查结果在内的资料，以备医生了解询问。

了解所患疾病 患者在疾病确诊后可采用查阅资料，与病友交流等方法，尽可能了解所患疾病的概况，这有助于解决小疑惑，聚焦重点问题。

主动报告病情变化 主动向医生反映住院期间，特别是近期自身病情变化，这有助于查房医生更快地捕捉到关键信息。

列出问题清单 聚焦于治疗方案、用药方案、康复训练、疾病预后等，列出问题清单，向医生传递明确的需求信息，这样更容易获得准确的反馈。

患者与陪护者联动 患者与陪护者共同准备资料，互相提醒配合，可以在与医生的沟通中较全面地反映患者的现状，提出需求。

书面记录 如果可能的话，可以记下医生的建议，以便参考。

关键词

查房 问题清单 有效沟通

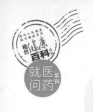
有效的沟通是医患间建立良好的信任、合作关系的桥梁，真诚、尊重以及细致的准备是这座桥的基石。有了这座桥，患者与陪护者就能和医生一起战胜病魔，早日到达成功的彼岸。

（侯锐钢）

关键词

查房　真实信息　准确性　安全性

15. 为什么要**真实**地向查房医生汇报**患者情况**

《扁鹊见蔡桓公》一文讲述了蔡桓公讳疾忌医导致错失治疗时机的故事。这个故事一直作为因患者隐瞒病情导致医疗失败的典型案例讲述至今，让人警醒。在医疗活动中，医患之间的信任非常重要，患者应真实、客观地向查房医生反映自身情况。

专家说

在与查房医生或医疗团队沟通时，真实地向医生汇报患者的情况非常重要。

为了诊断和治疗的准确性　医生需要详细了解患者的基本资料、既往史、具体症状、药物使用、检查结果和病情变化等具体信息，这样才能作出正确的判断，制订有效的治疗计划。提供准确的信息有助于

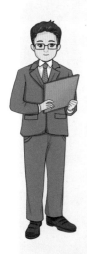

医生更好地了解患者的病情，从而提供更准确的医疗照顾。

为了医疗的安全性　医学是一门科学，需要真实的数据做支撑才能为患者提供有针对性的医疗服务。我们常说"失之毫厘，谬以千里"，在医疗中因患者隐瞒病情，甚至是编造病情导致误诊的情况时有发生。不同的诊断，就会有不同的治疗方案、不同的用药计划，对患者的安全和康复产生不同的影响。

为了更经济的医疗服务　准确的患者信息可以帮助医生作出正确决策，避免不必要的检查和医疗费用，避免浪费时间和资源。

为了更好的治疗效果　真实的信息有助于建立信任和开放的沟通渠道，医患互相理解、互相配合，共同制订治疗方案、及时调整治疗计划，这样才能取得良好的治疗效果。

总之，提供真实的患者信息是医疗照顾的核心原则之一，有助于确保患者得到最佳的医疗照顾。如果患者有任何顾虑或问题，应当与医生坦诚沟通，而不是隐瞒或歪曲信息。

（侯锐钢）

四

新技术
应用

16. 目前已经开展了哪些
远程医疗服务项目

近年来，随着科技的不断发展，越来越多的医疗服务可以通过远程医疗的形式提供。远程医疗利用信息与通信技术，将医生与患者连接起来，实现医疗服务的远程传送，为人们带来了更加优质、高效、便捷的就医体验。那么，远程医疗有哪些具体的服务内容呢？

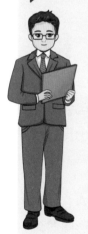

专家说

在我国，相关政策规定将"远程医疗服务"定义为一种医疗服务，因而与其他传统医疗服务一样，在服务质量、安全以及服务价格等方面都受到政府部门的严格监管。远程医疗服务的方式与通常的互联网医疗咨询不同，它不是患者与医生直接交流，而主要是医生与医生进行交流。远程医疗服务的价值在于让患者免受辗转求医之苦，就在当地医院以一种更加经济和高效的方式获得上级医院的优质医疗资源与服务。以远程病理为例，传统就医方式需要患者自己携带病理切片到上级医院，从挂号到出结果通常需要 1 周；通过远程病理服务，通常 1 天患者就能在当地医院获得高质量的诊断结果。以下是几种比较常见的远程医疗服务项目。

远程会诊　如果住院患者或者门诊患者属于疑难

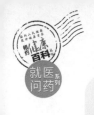

或者危重病情，当地医院可以向上级医院申请远程会诊服务，以进一步明确疾病诊断与治疗。在远程会诊中，上级医院会诊专家能够清晰完整地看到患者包括医学影像学检查在内的所有病历资料，还能够通过视频与患者的主管医生以及患者本人"面对面"交流。会诊完成后专家还会出具会诊意见，由患者的主管医生根据患者的病情辨证施治。

远程病理　患者的病理切片按照统一规范在当地医院进行制作，然后通过远程病理系统将其转换成高分辨率数字影像文件并上传至远程病理会诊中心，由上级医院的病理专家在线进行阅片与报告。

远程超声　患者在基层医院进行超声检查的同时，远程超声会诊系统将动态超声医学影像与现场画面实时传输至远程超声会诊中心，上级医院的超声会诊专家在线同步观看与指导，会诊完成后出具超声会诊报告。

远程心电　患者在当地医院完成常规心电图或动态心电图检查，然后通过远程心电系统将心电图影像上传到远程心电会诊中心，由上级医院的心电会诊专家进行判读，会诊完成后出具心电会诊报告。

远程放射影像　患者在基层医院完成 X 线、CT、MRI 等放射影像学检查，然后通过远程放射影像会诊系统将放射影像资料无损传输至远程放射影像会诊中心，由上级医院放射科专家进行阅片，最后出具放射影像会诊报告。

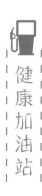

如何获得远程医疗服务

患者和家属需要咨询当地医院，明确是否可以提供远程医疗服务；患者需要在当地医院通过住院或者门诊等常规就医途径完成相关检查与初步诊疗；由当地医院通过远程医疗系统向上级医院提交远程医疗服务申请，并上传患者相关病历资料；上级医院接受服务请求，安排会诊专家提供远程医疗服务。

（陈　疆）

17. 什么情况下
患者可以**申请远程会诊**

随着科技的发展，远程会诊已成为医疗领域一种新型、高效的服务模式，为患者诊疗服务提供更好的支持。那么，患者一般在什么情况下可以申请远程会诊呢？

疑难病例　如果患者病情比较疑难，在当地医院诊断与治疗等方面遇到困难、治疗效果不理想，可以考虑向上级医院申请远程会诊，获得上级医院专家的

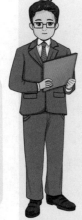

关键词 ⊙

远程会诊　远程医疗服务

会诊意见与诊疗建议。如果患者病情达到转诊条件，还可在远程会诊后直接转诊至上级医院。

复杂病例　某些疾病可能涉及多个系统或器官，需要多个专科医生的协同诊治。这种情况下可以向上级医院申请远程多学科专家会诊，上级医院的多个专科医生会与患者的主管医生一起，专门针对患者的病情进行讨论，形成一个更加科学合理的诊疗方案，从而获得更好的治疗效果。

高风险手术　对于需要进行重大手术或较高风险手术的患者，通过远程会诊可以及时获取专业意见与建议，保证手术方案的科学性与安全性，获得更好的手术治疗效果。

重大决策　在一些面临患者诊治重大决策的情形下，如终末期疾病治疗、积极与保守治疗，远程会诊可以提供专业会诊意见与建议，辅助患者和家属作出最优决策。

地理位置限制　如果患者在偏远地区，交通不便，医疗资源相对落后，在当地医院治疗效果不理想，且有些疾病病情不适宜转院，可以考虑在当地医院申请上级医院远程会诊，从而获得上级医院专家的会诊意见与诊疗支持。

疫情限制　通常严重疫情发生后，为了控制疫情蔓延，人员流动会受到严格限制，上级医疗资源会非常紧张，患者的求医问药之路将会变得异常艰难。此时，患者通过远程会诊来获得上级医院的医疗服务支持不失为一种有效方式。同时，上级医院通过远程会诊能够有效放大和提升医疗资源利用效能。

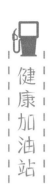

远程会诊工作流程

申请会诊　患者所在医院（申请方）通过远程医学平台向上级医院（受邀方）提交远程会诊申请与会诊病历资料。

资料审核　受邀方远程会诊中心工作人员受理会诊申请，审核会诊资料。

确定时间　会诊资料备齐后，受邀方确定会诊专家和会诊时间，并通知申请方。

联调准备　双方在会诊前进行设备联通与调试，完成会诊前准备。

会诊实施　在约定会诊时间双方医务人员、患者以及家属可通过远程平台进行在线音视频交流。会诊期间可能根据保护性医疗制度需要患者及家属暂时回避。会诊完毕由双方会诊医生各自进行记录，并保存好医疗文件。

意见反馈　受邀方通过远程医学平台上传会诊专家书面会诊意见，申请方通过平台查看下载。患者主管医生参考专家会诊意见并结合临床实际对患者实施后续治疗。

（陈　疆）

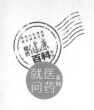

18. 为什么有时医生会建议患者进行**远程心电、影像或病理诊断**

关键词

远程心电　远程影像　远程病理

在当今的医疗环境中，随着信息技术的深入加持与推动，传统的医疗服务模式正在悄然发生改变，远程心电、影像、病理诊断正是这种改变的具体体现，它们能为患者就医带来更好的效果与体验。

专家说

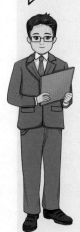

一般来说，医生建议患者进行远程心电、影像或病理诊断，主要是基于以下原因和考虑。

资源优质　心电、影像和病理检查是患者疾病诊疗环节当中非常重要的检查项目，其诊断报告质量直接影响到患者后续的诊治方案与效果。影响诊断报告质量的根本因素一方面取决于检查设备的硬件质量，另一方面取决于报告医生的经验水平。远程诊断服务模式一方面能够利用好基层医院比较新的医疗设备，另一方面能够发挥好上级医院经验丰富专家的诊断优势，最终能让患者受益。

技术成熟　远程心电、影像和病理诊断在技术实现上已经比较成熟。在远程诊断中，患者的心电图、影像资料以及病理图像完全能够满足临床诊断服务的要求。

诊断及时 远程诊断服务能实现在 1~2 个工作日内完成诊断并发布报告，这个速度是传统线下就医模式难以企及的。

费用经济 远程医疗服务项目遵循政府定价指导，此外相比于线下就医，交通、食宿、误工等费用大为减少，因而性价比较高。

通过运用远程心电、影像和病理诊断结果，基层医生可以更好地明确诊疗方向，更有效地治疗患者。远程诊断技术的发展应用可以有效提升医疗服务的可及性，特别是对于那些生活在偏远地区的患者。

（陈　疆）

19. 什么是**远程手术**

远程手术是一个最近出现频率比较高的名词，那么它到底是什么，又有什么作用和价值呢？

专家说

远程手术是一种利用现代通信技术实现的手术方式，是远程医疗服务的进一步发展与延伸。在远程手术中，外科医生通过远程控制手术机器人系统来操作远端的手术器械，同时与远端的患者和手术团队进行

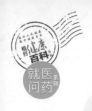

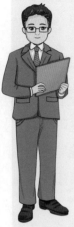
实时交流和指导。这种手术方式可以实现不在手术现场的医生对手术过程的实时掌控和指导，从而为患者提供更好的医疗服务和治疗效果。

随着远程手术技术的不断发展，越来越多的医生和患者能够从中受益。例如，在偏远地区的患者可以通过远程手术获得更好的医疗资源，避免因为地理位置的限制而无法得到及时的手术治疗。同时，对于一些高难度的手术，医生可以通过远程手术的方式进行指导，从而有效提升手术的成功率与治疗效果。

远程手术是一项具有广阔前景的医疗技术，它不仅可以提高医疗服务的可及性与治疗效果，还可以为医生和患者带来更多的便利与效益。

（陈　疆）

20. 为什么有时远程会诊后仍然需要**转诊**

众所周知，远程会诊可以让上级医院会诊专家隔空远距离地为患者进行疾病诊治。有时经过了远程会诊后患者仍需要转诊，这究竟是为什么呢？

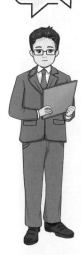

患者病情复杂，治疗效果不理想，需要更专业的治疗　尽管通过远程会诊可以明确患者的病情与诊治方案，但是毕竟治疗方案的具体实施是在基层医院，由于患者病情比较复杂，治疗难度比较大，患者在基层医院治疗的效果可能波动较大，不是很理想。在这种情况下，患者可以通过转诊至上级医院来获得更加专业和全面的医疗照护与治疗。

患者的医疗需求超出了基层医疗机构的诊疗服务能力　基层医疗机构诊疗服务能力相对较弱，针对患者当前病情，可能没有相应的医疗技术或诊疗设备来满足患者进一步的诊治需求。此时，患者只有通过转诊至上级医院才能获得所需的医疗服务。

尽管远程会诊可以提供方便及时的专业会诊意见，但它并不总是能够满足患者的所有需求。在一些情况下，为了确保患者得到最佳的治疗和护理，有时候需要转诊到其他医疗机构。

（陈　疆）

关键词

远程会诊　转诊

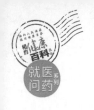

21. 达芬奇手术机器人
操作与传统手术有哪些区别

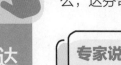

达芬奇手术机器人　传统手术

随着科技的不断进步，医疗技术也在不断创新。达芬奇手术机器人作为一种新型的医疗设备，正逐渐被广泛应用于手术操作中。那么，达芬奇手术机器人操作与传统手术有哪些区别呢？

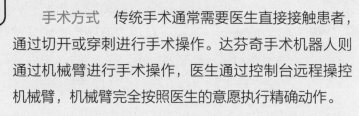

手术方式　传统手术通常需要医生直接接触患者，通过切开或穿刺进行手术操作。达芬奇手术机器人则通过机械臂进行手术操作，医生通过控制台远程操控机械臂，机械臂完全按照医生的意愿执行精确动作。

手术视野　传统手术通常需要医生用肉眼直接观察手术区域，而达芬奇手术机器人操作则是通过高清摄像头采集手术区域图像，为医生呈现能够高倍放大的三维高清手术视野。相比传统手术，机器人手术切口更小，视野更清晰，更有利于医生准确判断与操作。

手术精细度　由于达芬奇手术机器人的机械臂具有 7 个自由度，能 540° 旋转，可以精确地模拟外科医生的手术操作，包括切割、缝合、夹持等动作，并能确保手术操作的精确性与稳定性，因此它可以在非常狭小的空间内进行高难度的手术操作，这是传统手术难以实现的。

手术时间　由于机械臂的操作比人类更加精准、高效，所以达芬奇手术机器人操作可以大大缩短手术时间，减轻医生因做手术产生的疲劳感。尤其在医生面对一些复杂手术心力不足时，手术机器人往往能帮助医生突破瓶颈，让患者绝处逢生。

手术预后　传统手术通常需要在患者身上切开较大的伤口，术后恢复时间较长，且容易引起感染等并发症。达芬奇手术机器人是通过微小的切口进行手术操作，减少了手术创伤，减轻了患者的痛苦，大大缩短了术后恢复时间。

综上所述，与传统手术相比，达芬奇手术机器人具有高精确度、微创、操作简便、并发症少等优点，适用于各种复杂疾病的手术治疗。然而，由于操作机器人需要一定的技能和经验，且手术费用较高，因此患者需要在医生的指导下根据实际情况选择合适的手术方式。

（陈　疆）

22. AR 手术导航
在患者预后方面具有哪些优势

随着科技的快速发展，增强现实（AR）技术逐渐渗透到生活的各个领域。AR 手术导航作为一种新兴的医疗技术，在手术过程中具有无与伦比的优势，尤其是在患者预后方面。

专家说

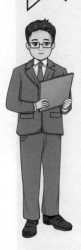

提高手术精度　AR 手术导航通过将虚拟模型与实际手术区域结合，为医生提供了更加精确的手术导航。在复杂的手术中，如神经外科和眼科手术，AR 手术导航能够显著提高手术的精度与效果。此外，AR 技术还可以将手术过程进行记录与回放，帮助医生更好地评估手术效果，以及在需要时进行复盘。

减少并发症　AR 手术导航可以减少手术并发症的发生。通过精准导航，医生能够更好地避开敏感区域，减少对周围组织的损伤。此外，AR 手术导航还可以实时监控手术区域的血流和生理反应，及时发现并处理可能出现的问题，从而降低术后并发症的风险。

改善患者预后　AR 手术导航的精准性与安全性有助于改善患者的预后。首先，通过减少手术创伤和并发症，AR 手术导航有助于患者更快恢复。其次，AR 手术导航还可以帮助医生制订更加个性化的治疗方案，根据患者的具体情况进行精准治疗，从而提高治疗效果。

优化医疗资源配置　AR 手术导航能够优化医疗资源配置。通过数据共享与远程协作，AR 手术导航可以帮助医疗资源相对匮乏的地区获得更好的医疗服务。此外，AR 手术导航还可以帮助基层医生开展培训与学习，提高基层医疗服务水平。

提高患者参与度　AR 手术导航使得患者能够更加积极地参与手术过程。通过形象透明的沟通和解释，医生可以向患者展示手术的流程与预期效果，让患者更加了解自己的病情与治疗方案。这种参与能够提高患者的信任度与依从性，从而更好地配合治疗。

降低医疗成本　从长远来看，AR手术导航还有助于降低医疗成本。通过减少并发症和缩短住院时间，AR手术导航能够帮助医疗机构节省大量费用。此外，AR手术导航还能通过优化、提升医疗资源配置与效能进一步降低医疗成本。

AR手术导航为现代医学带来了革命性变革。随着技术的不断进步与应用的不断拓展，AR手术导航将在未来的医疗领域中发挥更加重要的作用。

（陈　疆）

五

异地就医

23. 什么是异地就医

随着社会的发展和人口流动性的增加，异地就医的现象越来越普遍。那么，什么是异地就医呢？

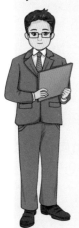

异地就医一般指的是参保人在其参保统筹地区以外的国内地区接受医疗服务的行为。异地就医主要包含以下三种情形：一是一次性的异地医疗，包括出差、旅游时的急性病治疗以及患者主动转移到外地就医；二是中短期流动、工作岗位不在参保地的人员的异地医疗；三是长期异地安置的退休人员的医疗，包括退休后户口从工作地迁移到安置地的人员，也包括托靠子女无户口迁移的人员。

异地就医的意义在于它能使患者获得更好的医疗服务。然而，现实中异地就医存在着就医结算不及时、不方便等问题。为了解决这些问题，政府和医疗保险机构正在努力完善异地就医的相关政策。例如，医保跨省结算已经在一些地区试点并逐步推广。这项政策允许参保人在异地就医时可以直接结算医保费用，无须再回到参保地报销。

此外，为了提高医疗服务的整体水平，政府正在推动医疗资源的均衡分布。这包括鼓励大城市的医疗机构与基层医疗机构建立合作关系，以及推动医疗技术的普及和传播。

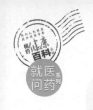

异地就医是社会发展的一种必然趋势，它既带来了便利，也带来了挑战。然而，通过政策的不断完善和医疗资源的均衡分布，可以期待在未来的日子里，异地就医将变得更加便捷。

（陈　疆）

24. 异地就医前
需要了解哪些事项

为了达到更好的诊治效果，患者有可能需要选择异地就医，转诊是实现异地就医的一种常用途径。

在异地就医之前，了解相关政策规定是非常重要的。不同的地区和医保体系可能存在不同的规定。一般来说，需要了解以下几个方面的事项。

医保覆盖范围　了解医保的覆盖范围，以便在异地就医时能够得到相应的报销。

转诊流程　了解转诊流程，包括需要准备哪些材料、如何办理手续等。

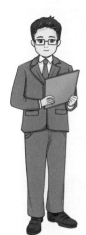

医保报销比例　了解医保在不同地区的报销比例，以便在选择就医地点时作出更明智的决策。

选择合适的医院　在异地就医时，选择合适的医院是非常重要的。一般来说，应该选择具备相应资质、技术力量雄厚、服务水平较高的医院。同时，还要考虑医院所在地的交通便利程度、医疗费用等因素。

办理转诊手续　在选择好医院后，需要办理转诊手续。一般来说，需要准备以下材料：①医保卡或身份证；②病历本或检查报告单；③就医证明书或入院通知书；④其他相关材料（如诊断证明书）。将以上材料提交给医保所在地的医保机构，经过审核后，由医保机构或医疗机构开具转诊证明。患者和家属携带转诊证明前往选定的医院就诊。

注意医保报销　在异地就医时，需要注意医保报销问题。一般来说，医保报销需要满足以下条件：①医保参保人需要在参保地办理转诊手续；②就医的医院需要在医保定点医院范围内；③医保参保人需要按照规定缴纳医保费用；④就医的项目需要在医保报销范围内。在异地就医时，最好先咨询当地的医保机构或医院，清楚了解具体的报销政策和流程。同时，在就诊过程中要注意保留相关发票、收费清单等材料，以便后续报销使用。

在异地就医前一定要认真做好准备，这样才能充分保障自己的健康权益，取得良好的就医效果。

（陈　疆）

关键词

异地就医　转诊

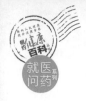

25. 异地就医出院后
有哪些注意事项

离开户籍所在地，前往其他城市就医，经过一段时间的治疗，医生通知可以出院了，作为患者和家属需要留存哪些资料？需要注意哪些事项呢？

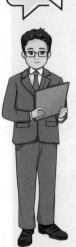

诊断书等材料清单　请假、医疗保险报销、申请补助或因病危自动出院时，可能需要诊断证明或病历摘要。如果需要报销的，一定要仔细核对需要准备的材料清单，以保证回去以后能够顺利报销。在出院的时候，一定要根据之前列好的清单逐一核对材料是否齐全。如果不齐全，应及时和医院沟通，请医院帮忙开具相应的单据。出院以后要复印好相关材料，报销时医保部门会留存相关材料，而复查时还会用到部分材料，所以要提前备份。

定期复查　在异地就医出院后，患者应根据医生的建议定期复查，以确保病情得到有效控制。在复查过程中，如有异常情况，应及时就医。

核对账单　在住院结算前应认真核对住院费用明细，如有疑问，可先到所在病房询问清楚再结账。

出院带药　当患者仍有症状未解决时，医生会在出院前开具处方。一般来说，天数不会超过 1 周，因为 1 周内需要到门诊追踪检查病情，长期用药须在门诊获取。

运送患者　住院和住旅馆、宿舍一样，出院时会有一大堆衣物、日用品，以及探病亲友送的水果、补品需要带回，再加上患者可能行动不便，所以要事先多请一些人帮忙。

后续照顾　要提前安排好出院后患者的照护问题。

报销申请　对于异地就医的费用，患者可以向参保地的医保部门申请报销。在申请报销时，需要提供完整的医疗费用发票、诊疗记录、医保卡等。具体的报销流程和需要提供的材料可能因地区而异，具体可咨询当地医保部门。

（李振叶）

26. 异地就医如何**报销**

异地就医后患者和家属就怕报销材料准备不齐全，以致无法顺利报销看病费用。下面就来了解一下医保异地就医报销的流程及需要准备的材料，让患者可以安心就医。

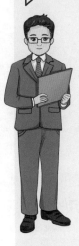

目前全国医保联网结算，因此对于异地就医，医保报销分为两种方式，一种是出院时直接现场联网结算，一种是出院时先自费垫付待回到当地后再报销。

第一种情况　异地医保现场联网结算。异地医保就医流程如下：参保地人力资源和社会保障局办理异地就医备案手续，患者持医保卡及备案资料办理住院手续，出院当天持医保卡办理出院结算。出院时只要缴纳自费部分就可以，医保负担的费用由医院和患者所在的参保地医保部门直接结算。这种情况相当于是在医院就直接报销了，不用再回去报销。

第二种情况　先自费垫付，出院后回当地报销。患者准备好出院记录、出院诊断证明书、门/急诊病历、费用清单、发票、医保卡、身份证，到当地医保部门报销。上述材料需要各准备一份复印件，部分地区还需要患者的住院病历及检查检验资料复印件，应问清楚当地医保部门的要求，提前准备好。需要注意的是，医保报销有时间限制，应在诊疗后半年之内报销。一般是下半年报销上半年的医疗费用，当年上半年报销上一年度下半年的医疗费用。

部分患者购买了商业保险，报销流程与上述第二种情况类似，应准备好以下资料。

1. 被保险人身份证明复印件。

2. 病历复印件，并加盖医院公章。

3. 医疗费用收据原件，住院医疗收费项目明细原件。

4. 门 / 急诊病历、处方、检查检验单等原件或复印件，并加盖医院公章。

5. 出院小结、诊断证明（由医院提供并盖章）。

6. 商业保险理赔分割单。

将以上材料交到保险公司理赔即可。

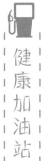
健康加油站

如何跨省异地就医直接结算

简单来说就是先备案、选定点、持卡就医。

先备案　参保人员跨省异地就医前，可通过国家医保服务平台 App、国家异地就医备案小程序、国务院客户端小程序或参保地经办机构窗口等线上线下途径办理异地就医备案手续。

选定点　参保人员完成异地就医备案后，在备案地开通的所有跨省联网定点医疗机构均可享受住院费用跨省直接结算服务；门诊就医时，需要先了解参保地异地就医管理规定，如果参保地要求参保人员选择一定数量或在指定级别的跨省联网定点医疗机构就医购药的，可按照参保地规定执行。

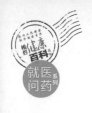

持卡就医　参保人员在入院登记、出院结算和门诊结算时均须出示电子医保凭证或社会保障卡等有效凭证。跨省联网定点医疗机构对符合就医地规定的门（急）诊、住院患者，提供合理、规范的诊治及医疗费用的直接结算服务。

（李振叶）

27. 异地就医有哪些
复诊注意事项

相比在参保地就医，异地就医困难相对更多一些。但是异地就医有时又是不可避免的。异地就医复诊要注意些什么呢？

由于患者病情不同，治疗经过不一，很多人已经辗转许多医疗机构就诊多年，病程漫长，用药复杂，如果患者能事先按照时间顺序回顾整理一下以前就医和治疗的资料，包括各个医院的病历、化验单、检查报告、既往用药记录、药品或药盒、在家自我监测的数据记录（如血糖、血压），同时列一张问题清单，把想要咨询的问题列出来，这些都会非常有利于医生充分了解和掌握患者的病情，有利于

关键词
资料准备　预约挂号

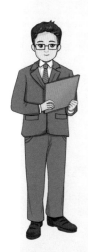

医生及时、准确地作出诊断和治疗指导。此外，复诊时还要记得带上有效身份证件、医保卡，以及最好空腹就诊，以免要求空腹做检查时多跑一趟医院。

异地就医复诊时需要携带的资料

复诊时需要携带以下资料，以便医生快速了解病情，节省看病时间，更准确地对症用药。

过去所有病历　病历要保存完整，避免折卷，便于医生查看。

相关检查报告　过去所有检验结果、诊断报告，按时间顺序整理好。如果希望异地就诊时减少等待检查的时间，可以在当地医院预先检查，然后将检查结果带到异地就诊的医院。最好在地市级医院进行检查，近期的体检结果也可以一并携带。

使用的药品　整理最近服用的药品（包括用法、用量），最好携带药品或药盒。

异地就医复诊时其他需要注意的事项

提前预约挂号　在进行异地就医复诊前，请提前了解就诊医院的情况，包括科室、医生、治疗项目等信息，然后通过电话、网络或到医院现场进行预约挂号。这样可以避免因挂号排队时间过长而延误就诊。

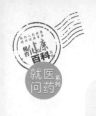

准备好社保卡和异地就医备案证明　在异地就医时，需要携带社保卡和异地就医备案证明。社保卡是在参保地办理的，可用于医保报销；异地就医备案证明是在参保地医保经办机构办理的备案手续，可享受异地就医医保直接结算服务。请务必确保社保卡和异地就医备案证明的有效性。

保持联系方式畅通　在异地就医期间，请保持手机等联系方式畅通，以便医院或医保部门能够及时联系患者，告知相关事项或处理突发情况。

按时取药和治疗　在就诊后，请按照医嘱按时取药和治疗，如有特殊情况应及时与医生沟通。避免因错过取药和治疗时间而影响病情。

及时反馈不适症状　在异地就医期间，如有任何不适症状或问题，请及时向医护人员反馈，避免因延误治疗而导致病情加重。

留意医疗费用明细　在异地就医期间，请留意医疗费用明细，尤其是自费部分。如有疑问或不合理收费情况，可向医院或当地卫生监督部门投诉。

保存好病历资料　在就诊后，请妥善保管病历资料，包括就诊记录、检查报告、用药记录等。这些资料对于后续治疗和报销具有重要的参考价值。如有遗失或损坏，可能影响患者的就诊和报销。

特殊患者的注意事项　糖尿病、高血压患者，应携带监测血压、血糖数据的记录本。

其他注意事项　如果要做检查，最好空腹就诊（糖尿病患者注意低血糖，就诊前备好食物）；就诊前可列出就诊时要向医生咨询的问题，避免忘记或陈述不清。

（李振叶）

六

出院后
注意事项

28. 如何利用好出院时的
健康教育

当患者即将出院时，医生和护士会对患者进行健康教育。出院时的健康教育对于患者的康复非常重要。

专家说

出院时的健康教育内容如下。

疾病知识宣教　在患者出院前，病房主管护理人员或医生会对患者所患疾病的治疗过程、治疗效果进行系统回顾，说明住院治疗的结果、疾病现状和预后。对于患者来说，了解疾病的基本知识、症状、治疗方法以及如何进行自我监测和管理是非常重要的。例如，知道心脏病的基本知识，就能更好地理解医生的治疗建议，并学会在日常生活中进行自我管理。

药物使用宣教　药物是治疗疾病的重要组成部分，因此出院时了解药物的使用方法、注意事项、不良反应等是非常必要的。同时，患者还需要了解如何合理搭配其他治疗药物，以确保治疗效果最大化。

营养饮食宣教　出院后的饮食应该营养均衡，避免过度摄入脂肪、糖分等。患者应了解常见的饮食误区，如过度补充营养或完全拒绝某些食物都是不健康的。家人应为患者合理搭配膳食，

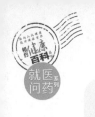

确保营养充分摄入是患者在康复期的重要任务。

运动康复宣教　适量运动可以帮助患者更快康复，因此在出院时了解如何进行运动康复是非常必要的。患者应该根据自己的身体状况选择适当的运动方式和强度，并在医生的建议下适量运动。

心理疏导宣教　疾病和住院治疗可能给患者带来心理压力和困扰。因此，了解如何进行心理调节、克服心理障碍是非常重要的。患者可以通过与家人、朋友交流、寻求专业心理咨询等方式来减轻心理压力。

复查预约宣教　出院后，患者需要按照医生的建议定期复查。了解复查时间、内容以及如何联系医生是非常重要的。患者应该在复查前做好准备，并按时前往医院进行复查。

家庭护理宣教　出院后，患者需要在家中进行居家护理。患者应了解如何进行自我护理、家人应了解如何进行居家护理。例如，患者和家人应该学会如何正确测量体温、如何正确使用药物。

总之，出院时的健康教育是在患者出院后进一步巩固疾病治疗效果、防止疾病复发、促进康复的重要手段。利用好出院时的健康教育可以让患者更加了解自己的健康状况、更好地管理自己的疾病。同时，通过合理的生活方式干预和积极的心态调整，可以加速康复进程，提高生活质量。

（李振叶）

29. 出院时医院会提供哪些**材料 / 文件**

办理出院时，医院会提供哪些材料 / 文件给患者呢？患者是否可以拿回住院期间的病历资料呢？

住院期间的医疗费用清单　这份清单会详细列出患者在住院期间接受的每一项医疗服务及其费用，包括检查、手术、药品、护理等费用。

医疗费用结算发票　是在出院结算后提供的凭证。医保结算收费票据上主要包括这样几项信息。

金额合计：本次结算的医疗费用的总金额，具体为项目明细中各个项目费用之和。

医保统筹基金支付：本次结算中医保统筹基金支付的金额，具体为起付标准以上、支付限额以下，统筹基金对医保范围的费用按规定的比例结付的金额（这一部分由医保部门与医院结算，不需要参保人员个人承担）。

其他支付：本次结算中其他医保基金支付的金额，大病保险、实时救助等基金支付的部分会显示在这里（符合待遇享受条件的，结算时相关的基金项会自动结算，后续由医保部门与医院结算，不需要参保人员垫付）。

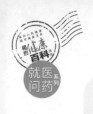

个人账户支付：本次结算中参保人员本人的个人账户支付的金额，家庭共济账户支付的金额显示在备注栏中（如果个人账户或家庭共济账户有余额，门诊结算时会自动抵扣，住院可以选择是否抵扣，抵扣的部分不需要参保人员现金支付）。

个人现金支付：本次结算中需要参保人员个人直接向医疗机构支付的费用。

个人自付：本次结算中属于基本医疗保险目录范围内，由参保人员个人负担的部分。

个人自费：本次结算中不属于医保支付范围，应当全部由参保人员个人负担的部分。发票中还提供"个人账户余额"的信息，以便参保人员了解本人的个人账户余额（不包含家庭共济账户）。此外，医疗费用结算发票中还会显示前期的预缴金额，以及出院时的补缴和退费金额。

疾病诊断证明　这份证明是主治医生根据患者的病情和诊断结果出具的，可以证明患者所患疾病以及相应的治疗方案。

出院小结　有些疾病在出院后还需要巩固治疗，需要使用药物或结合其他方法治疗，或到社区医疗机构继续治疗；有些疾病需要二次手术治疗。出院时医院出具的出院小结一定要保留好，以便再次就诊时医生了解患者的病情。

住院病历复印件　患者可根据需要申请复印病历。医院可以为申请人提供复印或者复制的客观病历资料，包括门（急）诊病历和住院病历中的住院志（即入院记录）、体温单、医嘱单、化验单（检验报告）、医学影像学检查资料、特殊检查（治疗）同意书、手术同意书、手术及麻醉记录单、病理报告、护理记录、出院记录等。

死亡病例讨论记录、疑难病例讨论记录、上级医生查房记录、会诊意见、病程记录属于病历的主观内容，不允许复印或复制。如果发生医疗事故争议时可以在医患双方在场的情况下封存。

其他证明　如果需要其他证明，如残疾证明、死亡证明，申请后医院会提供相应证明文件。

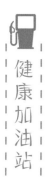

如何查询和复印住院病历资料

患者或家人需要携带有效证件到医院病案室查询和复印患者的有关病历资料。复印病历资料必须到病案室，绝对不允许任何人从临床科室私自拿走病历资料到外面复印。

病案室可以受理下列人员查询和复印病历资料的申请：①患者本人或其代理人；②死亡患者近亲属或其代理人；③保险机构。

申请查询和复印病历资料时，申请人应按照下列要求提供有关证明材料：①申请人为患者本人的，应携带有效身份证明（身份证、户口簿）。②申请人为患者代理人的，应当提供患者及代理人的有效身份证明、代理人与患者代理关系的法定证明材料。③申请人为死亡患者近亲属的，应当提供患者死亡证明及近亲属

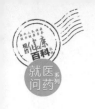

的有效身份证明、申请人是死亡患者近亲属的法定证明材料。④申请人为死亡患者近亲属代理人的，应当提供患者死亡证明、死亡患者近亲属及其代理人的有效身份证明，死亡患者与其近亲属关系的法定证明材料，申请人与死亡患者近亲属代理关系的法定证明材料。⑤申请人为保险机构的，应当提供保险合同复印件、承办人员的有效身份证明、患者本人或其代理人同意的法定证明材料；患者死亡的，应当提供保险合同复印件、承办人员的有效身份证明、死亡患者近亲属或其代理人同意的法定证明材料，合同或法律另有规定的除外。

公安、司法机关因办理案件，需要查阅和复印病历资料的，应当出具采集证据的法定证明及执行公务人员的有效身份证明。

受理查询和复印病历资料的申请后，医务人员按规定时限（即患者出院1周后）完成病历后予以提供。

病案室应依照《医疗机构病历管理规定》，为住院患者或其代理人查询和复印有关病历资料，并到医务处盖章。凡私自在它处复印且未加盖医院病历复印专用章的复印病历视为无效。

复印或复制病历资料时，医院可按规定收取相应的工本费。

（李振叶）

30. 出院后患者的饮食 要注意什么

疾病治愈或出院后的康复期，患者要注意控制好自己的饮食，以免影响身体的恢复，那么在日常饮食方面应该注意什么呢？

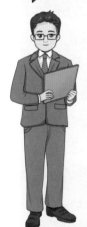

如因病情需要，医生会根据患者的具体情况给出合适的饮食建议。

家人应观察患者的进食情况，必要时协助患者进食，注意患者的饮食习惯。对食欲不佳的患者，可适当鼓励其进食，必要时增加进食次数，以补充营养。

开饭前家人应协助卧床患者洗手，尽量不平躺，备好床上饭桌，并保持室内清洁、整齐。冬季应提前半小时开窗通风，保证室内空气清新，以增进患者的食欲。

对食用治疗膳食的患者，可根据所患疾病的特点及患者个人体质和具体情况，在医生的指导下选择适宜的饮食，以利康复。

患者使用的餐具要每餐消毒，传染病患者须使用一次性餐具，并按医嘱妥善处理使用后的餐具。

（李振叶）

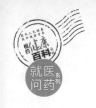

31. 出院后患者
如何进行**功能锻炼**

健身器材　手功能锻炼　呼吸功能锻炼

患者出院后，仍处于非常虚弱的状态。此时，需要进行相应的功能锻炼，这是康复的重要途径。那么，应该如何进行功能锻炼呢？

 健身器材的选择与使用

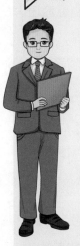

　　健身器材是人们常用的辅助锻炼工具，正确使用健身器材能够起到调节身体功能，增加关节柔韧性，提高肌肉力量、耐力，强身健体等作用。健身器材种类繁多，根据功能可分为单功能健身器材和综合型多功能健身器材两大类，前者如哑铃、跑步机，后者如全身肌力综合训练器。根据锻炼目的，健身器材还可分为有氧耐力运动器材、柔韧性锻炼器材、增强力量锻炼器材、放松锻炼器材等。应根据身体状况和锻炼需求选择健身器材，同时考虑器材的安全性、稳定性、经济适用性和可操作性。

语言功能障碍者沟通训练

　　成人语言功能障碍主要是指失语症，为脑部疾病的一种常见症状，是由于脑卒中、脑外伤、脑肿瘤、脑部炎症等导致大脑优势半球皮质的语言中枢损伤所致，主要表现为对语言的理解和表达能力丧失。脑卒中后语言功能障碍较为多见，康复训练可改善患者的语言功能。

训练时机　急性期过后、病情稳定，能够集中训练 30 分钟以上时开始。病后 1~3 个月是最佳康复时期。

训练原则　①心理照护：训练中应给予患者鼓励和肯定，耐心等待患者作出语言或其他沟通方式的反馈；②针对性：根据患者语言功能障碍的类型、严重程度确定训练方法；③平等参与：鼓励患者担任训练游戏的主导方，如让患者自己选取图卡，并通过语言、实物、写字、画图、手势等沟通方式给健康照护师示意，让健康照护师猜出图卡上的信息等；④因人施护：训练内容要适合患者的文化水平和康复需求。

手功能锻炼

人们在日常生活和工作中不可避免地会发生各种创伤，其中肢体创伤占有一定比重，尤以手外伤给人们的日常生活和工作带来的影响最大，伤后常遗留关节僵硬、肌力下降等后遗症。另外，疾病因素也可造成手功能障碍，如脑卒中后偏瘫导致手功能障碍，会严重影响患者的生活质量。手功能是五个手指协调作用的结果，任何一个手指功能缺失都会影响手功能，只是影响程度不同而已。因此，手功能锻炼是早期康复的重要内容。手功能锻炼包括粗大动作训练、精细动作训练和利手交换训练，患者可在医生的指导下锻炼手功能。

关节功能锻炼

关节由肌肉、软骨等组织组成，它如同机械装置一样，过度使用会磨损、消耗，长期不用灵活性会下降。关节活动度常因各种疾病、损伤而下降，严重时不能满足正常生活需要。关节活动度锻炼是恢复关节功能的有效方法之一，可用于能引起关节挛缩、僵硬的情况，如骨折固定后、关节脱位复位后、关节炎（特别是类风湿关节炎）、肢体瘫痪。存在以下情况时，不宜进行关节功能锻炼：病情危重，需要绝对卧床休息；疾病急性期，病情不稳定，如急性心肌梗死、进展性卒中；下肢静脉血栓形成时，相应肢体不可进行关节功能锻炼；休克、精神异常者；肌肉、肌腱、韧带撕裂，骨折未愈合，肌肉、肌腱、韧带、关节囊或皮肤手术后初期。关节功能锻炼的原则如下。

无痛锻炼　出现主动运动疼痛时可改为助力运动或被动运动。

循序渐进　锻炼强度由小到大，动作由简单到复杂，时间由短到长。

观察反应　注意观察患者有无不良反应，如头晕、心悸，若出现不适，应暂停锻炼。

锻炼顺序　当同一肢体数个关节均需要关节功能锻炼时，一般可按照从大关节到小关节、从近端向远端的顺序逐个关节或数个关节一起锻炼。

主动参与　鼓励患者主动参与，可采取多种不同的锻炼方式，以增加趣味性。

避免损伤 训练中应注意避免发生损伤、跌倒及其他意外。

腰椎间盘突出康复锻炼

腰椎间盘突出是一种常见疾患，多表现为一侧下肢或双下肢麻木、疼痛。预防的重点在于减少劳累及损伤。急性期应注意休息，恢复期要积极进行康复锻炼。腰椎间盘突出的康复锻炼方法如下。

穿护腰带 护腰带是用于预防和治疗腰部疾病的护具，适用于腰椎间盘突出、腰背痛、腰椎手术后的康复及腰肌劳损等。护腰带的主要作用是腰椎局部制动与稳定性保护，材质较硬的护腰带能够起到支撑作用，避免脊柱过度弯曲，并能减轻肌肉负荷。护腰带种类较多，佩戴时应根据体型选择适当的型号，症状减轻后应注意腰背肌的锻炼，以防止腰背肌的失用性萎缩。

训练双下肢肌力 健康照护师应协助或指导患者站立，保持背部挺直，双腿屈曲蹲下后再站起，每次 5 下，逐渐增加，每日早晚各锻炼 1 次。

急性期日常活动的注意事项 ①患者应卧于硬板床上休息，仰卧时膝微屈，腘窝下垫一小枕头，全身放松，侧卧时屈膝屈髋，一侧上肢自然放于枕上；②下床时，应先从卧位改为俯卧位，双上肢用力撑起，腰部伸展，身体重心慢慢移向床边，一侧下肢先着地，另一侧下肢再移下床，手扶床站起；③坐位时腰部应挺直，椅子要有较硬的靠背，椅子的高度应与患者膝部到足部的高度相等，患者坐下后膝部应略高于髋部，若椅面太高，可在足下垫脚凳；④从坐位转为站位时，腰部挺直，调整好重心，腿部发力起立。⑤加强对腰背部的保护，白天使用护腰带有利于腰

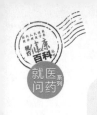

椎的恢复；⑥不要做既弯腰又用力的动作（如拖地板）；⑦避免长时间弯腰和过度负重，以免加速椎间盘的病变；⑧尽量卧床休息，饮食上多吃一些含钙量高的食物，如牛奶、奶制品、虾皮、海带、芝麻酱、豆制品。

恢复期日常活动的注意事项　①长时间坐车或行走时，要使用护腰带，可起到支撑作用，加强对腰部的保护，避免腰部再次出现扭伤；②避免长时间固定于某种姿势，注意腰部保暖、防寒、防潮；③适当休息，利用临时场所进行腰背肌功能锻炼；④如腰部有不适感或不慎扭伤，应及时到医院就诊。

呼吸功能锻炼

呼吸功能锻炼是肺部感染预防和照护的重要措施。通过指导患者进行呼吸功能锻炼，使其学会呼吸控制并运用有效的呼吸模式，可以改善氧气的吸入和二氧化碳的排出，改善胸廓和肺组织的顺应性，从而有效促进呼吸功能的康复，缓解呼吸困难的症状。呼吸功能锻炼包括深呼吸、缩唇呼吸和腹式呼吸，应根据患者的精神及体力情况选择合适的锻炼方式和时间，循序渐进。

深呼吸　①协助患者取恰当体位，抬高床头时取半卧位，或下床坐在一个没有扶手的椅子上，坐椅子时两脚平放于地面，使大腿与地面平行，背部挺直，手放在大腿前部；②指导患者经鼻深吸气，先使腹部膨胀，然后使胸部膨胀，达到极限后，屏气几秒钟；③指导患者通过鼻子缓慢呼气，呼气时，先收缩胸部，再收缩腹部，尽量排出肺内气体。每次锻炼 3~5 分钟。

缩唇呼吸　①协助患者取恰当体位，坐位时双手扶膝，全身放松；②指导患者经鼻深吸气，吸气时空气从鼻孔进入气道，吸气后稍屏气；③指导患者用口缓慢呼气，呼气时舌尖放在下颌牙齿内底部，舌体略弓起并靠近上颌硬腭、软腭交界处，嘴唇呈缩唇状或鱼口状、吹哨状，使气体通过缩窄的口形缓慢呼出；④维持吸气和呼气的时间比为 1∶2 或 1∶3，控制好呼吸节律，吸气时默数 1、2，呼气时默数 1、2、3、4 或 1、2、3、4、5、6，每次呼气持续 4~6 秒。

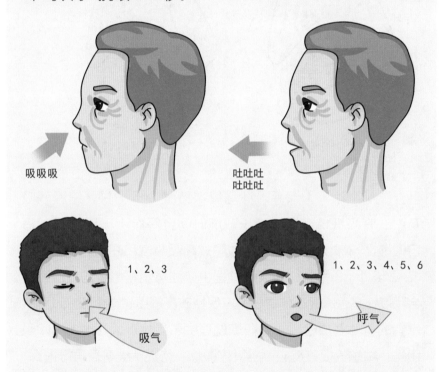

吸吸吸　　吐吐吐吐吐吐

1、2、3　　吸气

1、2、3、4、5、6　　呼气

　　腹式呼吸　①协助患者取恰当体位，仰卧位或舒适的坐位，全身放松，平静呼吸 1~2 分钟；②让患者将一手放在腹部相当于肚脐的位置，将另一手放在胸前；③指导患者吸气时最大程度地向外扩张腹部，胸部保持不动，呼气时最大程度地向内收缩腹

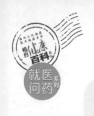

部，胸部保持不动；④建议可将缩唇呼吸与腹式呼吸结合起来进行训练，即缩唇 - 腹式呼吸，每次锻炼 10~15 分钟，每日锻炼 2~3 次。

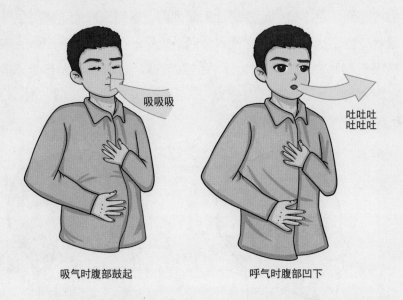

吸吸吸

吐吐吐
吐吐吐

吸气时腹部鼓起　　　　　　　　　呼气时腹部凹下

　　注意事项　①深呼吸锻炼每次持续 3~5 分钟，缩唇呼吸及腹式呼吸锻炼可逐渐延长锻炼时间至每次 10~15 分钟，每日锻炼 2~3 次；②缩唇呼吸与腹式呼吸吸气和呼气的时间比以 1：2 或 1：3 为宜；③锻炼过程中应注意观察患者的反应及配合程度、是否掌握动作要领，应保持节奏舒缓，整个锻练过程中患者的身体要放松；④如锻炼过程中患者出现大汗淋漓、呼吸困难、喘憋气促等反应，应暂停锻炼，待症状缓解后再行锻炼；⑤及时协助患者清除呼吸道内异物或分泌物，保持呼吸道通畅；⑥随时与患者进行交流沟通，加强互动，以提高锻炼效果。

（李振叶）

32. 出院后**家属**
要注意哪些问题

当患者出院后，家属在家应该如何护理患者，又有哪些需要注意的问题呢？

经过一段时间系统全面的住院治疗，如果疾病被彻底治愈，那真是值得庆幸的事情，因为能真正彻底治愈的疾病并不太多，所以当患者出院时家属应与医生好好地谈谈，详细了解患者出院时的身体状况、疾病是否被彻底治愈了，或只是有所好转，出院后是否仍应继续治疗或定期到医院复诊……总之，应向医生咨询患者出院后仍应注意哪些问题，做到心中有数。

因治疗结果好转出院的患者 因治疗结果好转出院的患者，一方面，病情已经稳定，但要在短期内取得痊愈的疗效并不容易；另一方面，可能是由于时间、经济或工作等方面的问题而难以坚持住院治疗，因而采取出院治疗的方法。所以治疗结果为"好转"的出院患者仍应坚持治疗，定期回医院复诊。

"痊愈"出院的患者 即使是"痊愈"出院的患者，仍应对"痊愈"二字辩证看待，弄清它的真正含义。如急性阑尾炎经过

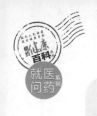

手术治疗可以说是真正意义上的痊愈了；而某些疾病，如脑血栓，经过治疗后可以是症状消失、功能恢复，算是痊愈了，但脑血栓形成大多是在脑动脉粥样硬化的基础上发生的，这个病理基础也许还没有根本改变，只要病理基础还存在，就有复发的可能性，因此不要掉以轻心，要注意预防，定期到医院做些必要的检查，听取医生的指导意见。

　　家属应关注患者出院后的居住环境　患者出院后居住的环境与患者的健康关系极为密切。一般要注意下列几点：①患者所住卧室不能过于狭窄；②室内采光良好，空气流通，最好朝南或东南，注意日常开窗通风；③卧室内要经常清扫，不宜太潮湿；④无蚊、蝇、病原体的繁殖条件；⑤周围环境要安静，卧室应与厨房、厕所、畜圈隔开。当然，上述条件是相比较而言的，各个家庭可根据实际情况对患者的居住环境进行改造。但是，日照、空气、安静是必不可少的。

　　家属应关注患者出院后的心理和行为　患者出院后，家属应注意观察患者的心理和行为，观察其是否有不良情绪及异常行为。情绪是个体对客观事物是否符合自己的需要而产生的态度体验。不良情绪会给人的身心带来巨大危害，不仅是在心理疾病的形成中具有重要作用，也是身心疾病的重要诱因。

　　常见不良情绪：痛苦、愤怒、悲哀、恐惧、焦虑、嫉妒、沮丧、内疚等。情绪调节的方法包括创造欢乐法、转移法、音乐调节法、放松训练等，以达到"喜怒有常"和"喜怒有度"的目的。

常见不良行为：问题行为、行为障碍、越轨行为。预防异常行为的措施有积极关注、积极心理暗示、强化良好的行为、简易沙盘游戏、音乐调节法等。

（李振叶）

33. 出院后有哪些**复诊**的注意事项

关键词

病历资料　自我监测　证件资料

为使住院患者的院外康复和继续治疗能得到科学、专业的技术服务和指导，医生会为出院患者制订随访计划并要求患者定期复诊。

专家说　在复诊和随访前，患者应注意整理，携带以下材料。

病历资料　应整理并携带全部门（急）诊病历（有时不止一本）。已经住过院的患者，应携带住院病历复印件。复印病历时，请全部复印，不要只复印所谓的主要部分，体温单、医嘱单许多时候也具有参考价值。

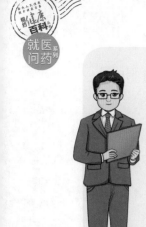

检查检验报告　携带近期的检查检验报告，按时间顺序整理好。

近期症状、自我监测和服药情况的变化　症状好转、恶化、波动、平稳，最好能有所记录。用药的增减，不论是当地医生的建议，还是自我调整，也要做到心中有数；复杂的用药调整，最好能预先用纸记录一下。对于高血压患者，近期血压、心率情况最好能进行书面记录。对于癫痫患者，养成记癫痫发作日记（包括发作时间、发作形式等）的习惯，复诊时携带，以便医生能快速了解病情。对于糖尿病患者，复诊前一天最好在家测一下三餐餐前、餐后 2 小时和睡前共 7 次血糖值，复诊时告知医生。对于孕妇，应带上孕期保健手册等。

自己的希望和疑问　最好能书面列出自己对疾病和治疗存在的疑问以及自己对于疾病的预期，就诊时咨询医生，以免忘记或遗漏。

证件资料　带齐挂号需要的身份证、就诊卡、病历本、银行卡（或现金）。

其他事项　复诊前应仔细阅读医院网站发布的通知和注意事项，以免因各种变化导致无法顺利复诊。

复诊时要清楚了解医生的意见和建议　患者或家人最好能书面记录医生本次复诊中提出的重点事项，包括病情控制情况、服药建议、药物不良反应的应对、主要检查结果的解读、下次复诊的时间等，特别是医生对生活方式、饮食习惯、运动方式等的建议，一定要认真记录并积极改进。

（李振叶）

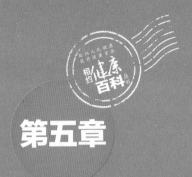

第五章

互联网就医

一

互联网就医
初印象

1. 什么是**互联网诊疗**

在数字化时代，互联网已经渗透到人们生活的各个角落，医疗领域也不例外。互联网诊疗作为一种新兴的医疗模式，让我们可以随时随地进行医疗咨询和诊疗，这一模式给患者带来了便利。那么互联网诊疗究竟是什么呢？

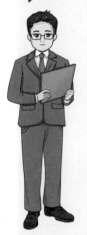

互联网诊疗是指医疗机构利用在本机构注册的医师，通过互联网等信息技术开展部分常见病、慢性病复诊和"互联网＋"家庭医生签约服务。

互联网诊疗利用信息技术和通信技术，打破了传统医疗服务的地域限制，使患者能够在家中或任何地方通过在线问诊与医生进行沟通和诊疗。通过在线问诊，患者可以向医生咨询疾病的症状、诊断和治疗方案等问题，医生则可以通过互联网平台进行远程诊断并提供医疗建议。互联网诊疗为患者提供了更加便捷、高效的就医方式，同时也促进了医患之间的沟通和合作，推动了医疗领域的技术创新。随着人工智能、大数据和云计算等技术在医疗领域的应用，互联网诊疗在疾病诊断、监测和治疗等方面的能力不断提升，未来互联网诊疗有望发挥更加重要的作用，为人们的健康提供更多的便利和支持。

关键词

互联网诊疗　远程医疗　在线问诊

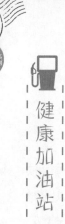

在进行互联网诊疗时，应注意以下两点。

保护个人隐私　患者需要注意保护个人隐私信息的安全。确保选择可信赖的官方互联网诊疗平台，遵守隐私政策，并在与医生交流时注意不泄露个人敏感信息。

建立信任关系　患者与医生之间的沟通非常重要。应尽量清晰地描述症状和问题，积极回答医生的提问，以便医生能够给出准确的诊断和治疗建议。

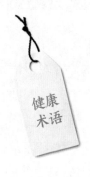

远程医疗　指医生和患者之间通过网络或其他远程通信工具进行医疗诊断和治疗的方式，克服了时间和地域的限制。

远程会诊　通过互联网和远程通信技术，患者的病历和影像资料可以传输给远程医学专家，医学专家对患者进行会诊并作出诊疗决策。

在线问诊　患者通过互联网平台向医生咨询疾病症状、诊断和治疗方案等问题，医生通过在线沟通方式进行回答并给出建议。

（何贤英）

2. 互联网就医有哪些**渠道**

网上就医现在已经成为一种潮流。从在线医生咨询，到下载医疗健康 App，这些都是可以用来解决健康问题的新途径。互联网就医到底有哪些渠道，又分别适合解决什么样的健康问题呢？

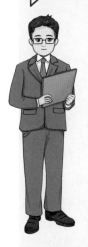

互联网就医提供了多种渠道来满足患者的医疗需求。在线医疗平台是互联网就医的主要渠道之一，患者可以通过这些平台预约医生的门诊时间，选择适合自己的就诊时间。同时，这些平台还提供在线问诊服务，患者可以通过文字、语音或视频与医生进行沟通和咨询，得到医生的诊断和建议。另外，互联网就医还包括远程诊疗的方式。通过互联网和相关技术，患者可以与医生进行远程交流和诊疗。这种方式消除了地域限制，使患者能够在家中或任何地方享受到医疗服务。患者可以通过视频通话或在线聊天与医生进行沟通，医生可以根据患者提供的症状和病史进行诊断并给予治疗建议。

此外，互联网就医还提供了医药配送的便捷服务。一些互联网医疗平台与药店合作，提供药品配送服务，患者可以在相应平台上根据医生处方购买所需药品，并选择配送到家的方式，避免了患者去药店购药的麻烦。特别是对于一些行动不便的患者或长期需要药物治疗的患者，药店配送服务提供了更加便利的获取药

在线医疗平台 在线问诊 远程诊疗

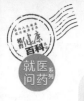

品的方式。互联网就医的发展为患者提供了更高效和便捷的就医方式，使得患者能够更方便地获得医疗资源和专业意见，提升了就医的效率和体验。

（何贤英）

在线问诊　远程会诊　健康咨询　药品配送

3. 互联网医院能提供

哪些**服务**

互联网医院是指通过互联网技术提供医疗服务的一类医疗机构，按照《医疗机构管理条例》和《互联网医院管理办法（试行）》等法律法规进行管理。互联网医院能提供哪些贴心服务，又是如何帮助患者高效就医的呢？

互联网医院通过提供在线挂号、在线问诊、远程会诊、健康咨询和药品配送等服务，为患者提供了更高效的就医方式。患者可以通过互联网平台随时随地挂号，避免了传统排队挂号的繁琐过程。在线问诊和远程会诊使得患者不必亲自前往目标医院，通过互联网与医生进行交流和诊疗，节省了时间和精力。健康咨询和药品配送服务则为患者提供了更便利的健康管理方式，使得患者可以获取到及时的健康信息和所需的药品。

互联网医院的发展，使得医疗资源得以更好地分配和利用，同时也提高了患者的就医体验。但需要注意的是，互联网医院仍然需要与传统医疗机构相互配合，保障医疗质量和安全。只有在专业医生的指导下，患者才能获得准确的诊断和治疗方案。因此，在使用互联网医院的同时，患者仍然应该保持合理的医疗选择，遵循医生的建议和指导。

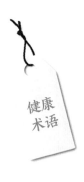

健康咨询　患者通过互联网平台获取健康相关的信息和指导，了解疾病预防、治疗和康复等方面的知识。

（何贤英）

4. 哪些患者**适合**
互联网就医

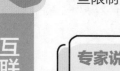

随着互联网的快速发展，越来越多的患者开始选择通过互联网医院进行咨询和问诊，享受便捷的医疗服务。然而，互联网就医有没有一些限制，哪些患者适合选择互联网就医呢？

专家说

根据相关规定，医生只能通过互联网医院为部分常见病、慢性病患者提供复诊服务，当患者病情出现变化或存在其他不适宜接受在线诊疗服务的，医生应当引导患者到实体医疗机构就诊。

健康加油站

如何判断自己是否满足互联网就医的要求

首先，患者必须曾在线下医疗机构就诊，有明确的诊断证明和相关病历文件；其次，患者的诊断结论为常见病、慢性病。建议患者选择互联网就医前，要准备好自己的检查检验报告等病情相关资料，方便互联网就医时医生询问，也可以将相关资料数字化，通过互联网医院相关模块上传，方便医生线上查看和交流。

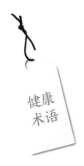

常见病　是指那些在一定区域内发病率较高的疾病，这些疾病通常具有普遍性和代表性，会对公众健康产生较大影响。常见病通常包括传染病、慢性非传染性疾病、营养性疾病、遗传性疾病等。

慢性病　全称是慢性非传染性疾病，是不构成传染、具有长期积累形成疾病形态损害的疾病的总称。一旦防治不及时，会造成经济、生命等方面的危害，是影响我国人民群众健康的主要疾病。常见的慢性病主要有心脑血管疾病、癌症、糖尿病、慢性呼吸系统疾病等。

（何贤英）

5. 互联网就医后
如何**开具药品**

互联网就医很方便，但如果需要开药怎么办？是否所有药品都可以在互联网医院开具呢？

通常情况下，患者在互联网医院就医后，医生经过问诊后可以直接通过互联网医院的相关功能开具药品。

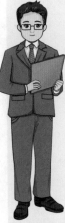

互联网就医 药品配送

互联网就医时医生开具药品应当遵循哪些规定 互联网医院应当严格遵守 2007 年发布的《处方管理办法》等处方管理规定。在线开具处方前，医生应当掌握患者的病历资料，确定患者在实体医疗机构明确诊断为某种或某几种常见病、慢性病后，可以针对相同诊断的疾病在线开具处方。

所有在线诊断、处方必须有医生的电子签名。处方经药师审核合格后方可生效，医疗机构、药品经营企业可委托符合条件的第三方机构配送药品。

哪些药品不能在互联网就医时开具 根据相关规定，不得在互联网上开具麻醉药品、精神类药品处方以及其他用药风险较高、有特殊管理规定的药品处方。为低龄儿童（6 岁以下）开具互联网儿童用药处方时，应当确定患儿有监护人和相关专业医生陪伴。

智慧医疗能为患者带来什么

（何贤英）

互联网就医
流程

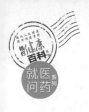

6. 互联网就医
应该遵循哪些**流程**

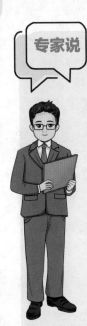

为确保患者安全和医疗质量，有效地利用在线医疗服务，互联网就医时应遵循一些基本流程。

专家说

　　首先，当我们感到不适或需要就医时，可以通过互联网平台寻找合适的医疗资源。其次，一旦找到合适的医疗平台或医生，我们需要进行注册和身份验证。这是互联网医疗的一个重要环节，也是保证医疗过程安全的关键。接下来，在与医生交流之前，我们需要填写个人基本信息和病情描述。这些信息可以帮助医生更准确地诊断和制订治疗方案。通过图文问诊、视频问诊等在线咨询方式，患者可以与医生进行远程交流和沟通。在这个过程中，我们可以根据医生的问题，详细描述病情，并提供必要的检查检验报告和影像资料。最后，在医生的指导下，我们可以进行线下就诊或线上开药。如果需要进行进一步检查或手术等治疗，需要根据医生的建议前往医疗机构就诊。对于需要药物治疗的情况，可以通过互联网药店购买药品，并对配送的药品进行领取。

总体来说，互联网就医的流程是寻找医疗资源、注册身份验证、填写个人信息、远程交流沟通和线下就诊或线上开药。这个流程能够为我们提供便捷、快速的医疗服务，并且在保障医疗安全的前提下，带来更好的就医体验。

（何贤英）

7. 互联网就医过程中
如何**描述病情**

在互联网就医平台上填写病情描述时，详细和准确的信息可以帮助医生更好地了解患者的健康状况，从而给出更为恰当的建议或诊断。那么如何填写"病情描述"呢？

专家说

在互联网就医过程中，填写准确而完整的病情描述对于得到正确的诊断和治疗至关重要。

填写时保证准确性　在描述病情时要确保简明扼要，同时包含关键信息。详细说明主观症状和客观体征，如疼痛程度、部位和性质、病情发展的时间节

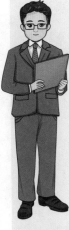

点以及可能的发病因素。要尽量用准确的词汇进行描述，以帮助医生更好地了解患者的情况。

注意描述的顺序和结构　可以按照以下 3 个部分组织语言，首先是病史，包括当前症状始于何时、发展如何、有无类似经历。其次是现病史，详细叙述当前的主要症状、伴随症状和病情变化。最后是既往史和家族史，包括过去的疾病史和家族中是否有患类似疾病的人。

依据真实情况描述　应该尽量避免使用模糊不清、主观性强或夸大的表达。不可将自己的猜测或别人的诊断结果作为描述的依据，以免引起误诊。同时，应诚实地提供自己的医疗史和用药情况，这对医生进行正确的诊断和制订治疗计划非常重要。

提供个人信息　不要忘记提供必要的个人信息和联系方式，包括姓名、年龄、性别以及联系电话等。这些信息对于医生进一步联系和询问患者将起到至关重要的作用。

遵循上述指导，可以更好地利用互联网就医的便利性，得到更准确、更加个性化的诊疗建议。

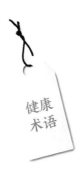

症状与体征　症状主要是由患者向医生陈述的，是主观性的，如疼痛、眩晕、鼻塞、恶心。但部分症状在客观检查后也能发现，如黄疸、发热及呼吸困难。体征则是异常变化所引发的现象，是可以通过客观检查查出的，也是医生在给患者检查时具有诊断意义的证候，还能用来判断患者病情的严重及危急程度。

病史　包括一般资料、主诉、现病史、既往史、个人史、月经史、生育史和家族史等。一般资料用以了解就诊者的自然情况，包括姓名、性别、年龄、民族、婚姻状况、职业、籍贯、现住址、就诊或入院日期，病史的叙述者（患者本人或知情人）和可靠程度。

（何贤英）

8. 互联网就医过程中如何更**有效**地与接诊医生**沟通**

　　和医生进行高效、准确的沟通是高效就医的关键环节。就医时，应该如何与医生沟通，如何交代病情，又如何回答医生提出的问题呢？

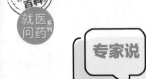

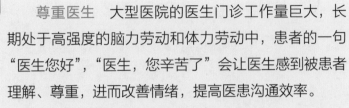

关键词

医患沟通 症状描述

尊重医生 大型医院的医生门诊工作量巨大，长期处于高强度的脑力劳动和体力劳动中，患者的一句"医生您好"，"医生，您辛苦了"会让医生感到被患者理解、尊重，进而改善情绪，提高医患沟通效率。

告诉医生自己最主要的症状 患者的主诉很关键，医生的问诊往往从主诉开始。如果症状不多，患者首先应向医生描述困扰自己的最主要的症状，便于医生更好地延伸问诊，同时也会让患者获益较大。

让医生先问，问完患者再补充 和医生的沟通的方式有两种，一种以患者讲述为主，一种以医生提问为主。很多患者在看病时总是有一肚子话要说，见了医生总想全部说完，把病情讲清楚，然后才愿意让医生开口。其实这种方式就是以患者讲述为主，会让患者很满意，但如果患者是非医学人士，则很难系统地讲清楚身体状况，这种"满意"只是自己感觉满意，并不能真正达到理论上的就诊满意（把病情提供好）。因此应将问诊交给医生，等医生系统性问完以后，患者再补充医生没有问到的及自己想说的，这才是最佳的医患沟通方式。如果医生没有问到以下几个方面，患者可以考虑主动向医生提供：①一般情况，如睡眠、大小便、精神、体重情况；②是否有基础疾病，如高血压、糖尿病、高血脂，是否做过手术等；③是否吸烟、熬夜、酗酒；④有无药物或者食物过敏史；⑤专科病史；⑥相应的检查检验报告。只有如此，才是最佳、最高效的就诊模式。

提供既往检查检验报告　既往的检查检验报告能够反映患者既往病情，医生据此可以全面了解患者的情况，有利于作出准确的诊断并给出个性化诊疗建议。

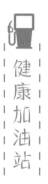

患者诊前信息收集

患者需要了解信息，参与诊疗，和医生一起讨论病情。患者可以询问以下这些问题。

1. 是哪位医生为我看诊？他的名字叫什么？

2. 我将会接受什么样的治疗，治疗或用药名称是什么？

3. 如果我接受了这项治疗，会有什么效果？同时，又会有什么风险？

家 属 支 持

如果患者的家人或朋友陪同一起来看诊，在尊重患者选择的前提下，他们可以为患者提供如下支持。

1. 帮患者记录诊疗重点，做笔记。

2. 一起向医生提问。

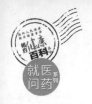

3. 一起阅读知情同意书，了解风险和益处。

4. 了解患者的复诊计划，帮助提高患者的依从性。

了解药物信息

医生为患者开药后，患者需要了解的药物信息如下。

1. 药品名称是什么？

2. 药品的功效是什么？

3. 应该如何用药？

4. 药品什么时候起作用？

5. 如果感觉症状缓解了，是否可以停药？

6. 有哪些用药注意事项？

（崔芳芳）

9. 互联网就医开具的药品如何**配送**

互联网就医后，为了确保诊疗过程的圆满完成，快速且准确地送达药品显得尤为重要。那么，互联网就医开具的药品是如何进行配送的？

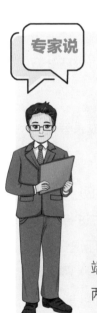

专家说

处方开具	→	处方审核	→	处方调剂

- 医生端上查看药品品种和药品分类
- 分方开具

- 药师端线上审核
- 医生端修改处方重新开出，确保患者治疗安全有效

- 发送处方至合作药店
- 药店药师进行发药审核
- 合作药店配送药品
- 患者收到药品

处方开具　医生在开具处方前可以在 App 的医生端中查看互联网医院线上药品品种和现药房药品分类，两类药品不可同时开具在同一张处方上，需要分方开具。医生在开具处方时，可以通过关键字搜索相关药品，搜索无果可能是由于药房没有该药或关键字中有错别字。医生可以积极向后台运维人员反馈自己开方需要的药品，业务负责人会及时与合作药房沟通备药上架。

医生开具的电子处方，患者可视实际情况选择线上直接购药

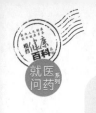

或线下去二级以上医院抄方购药。

处方审核　互联网医院需要配备专业药师对医生的处方进行干预，药师的资格均已经过审核备案。药师会按照我国《处方管理办法》进行处方审核。药师会对药品的用法、用量、遴选、联合用药以及用药合理性等进行审核。如果发现不适宜的处方，药师会及时与医生沟通，医生收到通知后可以点击"修改"对处方进行修改并重新开出，以确保患者用药安全有效。

互联网医院规定诊后慢性病患者，一张处方最多只能开具60天用药量，超出的处方将无法通过审核。

药师审核通过的处方会在调配发药处签章，患者可以在处方详情页面查看相关信息。

处方调剂　互联网医院与各大药房合作，共同完成患者处方的调剂发药服务。

当患者需要在互联网医院拿药时，会将患者的处方发送给患者选择的合作药店。合作药店的药师会对处方进行发药审核，对于通过审核的处方，合作药店会给患者配送药品，由于地域不同，患者收到药品的时间可能不同，药房最快可以做到当天送达，偏远地区所需配送时间较长，可能需要6~7天。

对于合作药房的遴选，合作之初会考察药房的相关资质和证书。审核合格后才会成为互联网医院的合作药房。

处方有效期最长为 3 天，如果患者选择互联网医院取药，需要在 3 天内使用处方。若处方过期失效，患者将无法凭该处方取药，处方本身将转成用药建议，患者只能到线下医院就诊开药或重新于线上挂号、就诊、开药。

（崔芳芳）

三

互联网就医与
线下就医

10. 互联网就医
有哪些**优势**和**限制**

依托移动互联网、多媒体通信等技术手段，互联网就医实现了对传统医疗模式的改进升级，推动解决了居民日益增加的健康医疗需求和医疗资源不平衡之间的问题。互联网就医相比线下就医既有一些独特的优势，同时也存在一些限制。

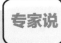

互联网就医的优势

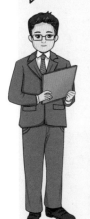

患者就医更便捷、高效　互联网就医支持开展跨区域服务，使医疗资源不再局限于线下医院，患者不再受地域限制，无论来自哪里，都可以通过网络获取来自大型三甲医院医生的服务；同时无须承受交通拥堵、线下聚集可能带来的交叉感染等传统看病方式的不便，避免传统挂号需要在医院排队等待的过程，节省时间和精力。

有助于实现个性化服务　在线问诊平台能够根据患者的健康档案和病历信息，提供个性化的医疗服务，满足患者的差异化需求。患者只需要将自己的健康情况告知医生，平台就能针对个人的情况制订专属的医疗服务方案，从而帮助患者更好地管理自己的身体健康。

诊疗过程更灵活　在互联网就医场景下，患者和医生可以通

过文字聊天或音视频通话进行详细的沟通和交流，增加了医生与患者之间的互动和信任度。互联网就医采用非接触式服务形式，以网络为载体衔接医生和患者，既可以充分利用医生的碎片化时间、优化患者的就医体验，又能够提升服务能力、释放更多的医疗资源为需求更加急迫的患者服务。

互联网就医的限制

线上诊疗精准性有限　就医过程比较依赖患者个人的主观描述，可能漏掉一些隐匿或不典型的症状，无法开展体格检查、实验室检测等，很难全面、客观地评估患者的病情，存在漏诊、误诊的风险。

线上诊疗业务类型单一　根据《互联网医院管理办法（试行）》规定，不得对首诊患者进行互联网诊疗，医生仅可开展部分常见病、慢性病患者的复诊。各类互联网就医平台的业务主要为慢性病咨询、复诊、随访、在线处方等。

医疗信息安全风险　线上就医平台的软、硬件基础设施安全防御能力，直接关系到患者的隐私。如果遇到病毒恶意入侵，可能导致患者隐私泄露、医疗数据遗失等。应该重视医疗信息的安全问题，提高互联网就医平台的信息安全防护水平。

健康前沿

　　互联网医疗的兴起为大众带来了前所未有的便利。它打破了地理和时间的限制，让每个人都能轻松享受专业的医疗咨询服务，同时提供了丰富的健康信息资源，帮助人们更好地管理自己的健康，预防疾病。

医学信息化领域的权威杂志《医学互联网研究杂志》（*Journal of Medical Internet Research*）在 2023 年的一项研究指出，互联网医疗在线咨询在某些情况下与线下面对面问诊同样有效。

该研究综述了互联网医疗在线咨询对基层医疗卫生服务质量的影响，并指出，互联网医疗在线咨询对基层医疗的影响主要体现在效率、有效性、公平性以及及时性等方面。

1. 互联网医疗有助于提升诊疗效率。首先，互联网医疗可以有效降低医疗服务过程中的总体成本，通过在线咨询，可以减少患者往返医院的时间和交通费用，降低患者的总体花费；其次，互联网医疗可以更灵活地安排时间和地点，减少患者等待的时间，提高医疗资源的利用率；最后，针对有就诊需求的患者，互联网医疗主要提供在线复诊服务，可以帮助医生更及时地联系复诊患者、掌握疾病或康复的进展情况，提高患者的随访依从性，减少不必要的住院和二次、三次就诊，从而提高医疗系统的效率。

2. 针对部分专科患者，互联网医疗的在线复诊在有效性上与线下面对面诊疗相差无几。譬如针对有心理健康服务需求的患者，互联网医疗在线咨询可以帮助患者更便捷地获得心理健康服务；针对慢性病患者，如糖尿病、高血压和肥胖症，由于在线复诊能够有效提升随访成功率，因此可以帮助患者更好地管理慢性病，从而改善健康状况并降低医疗成本；针对有健康

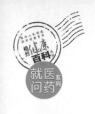

管理需求的居民，互联网医疗有效提高了戒烟和戒酒的成功率。

3. 互联网医疗可以提高医疗服务的及时性与公平性。在及时性方面，互联网医疗有助于患者快速获得医疗服务，尤其是在紧急情况下或难以前往诊所的情况下，且就基层医疗服务而言，通过互联网医疗进行预分诊、初步确定患者应当前往哪个专科挂号就诊，能够切实缩短患者的就诊时间，从而减少延误治疗的情况。在公平性方面，通过互联网医疗可以使偏远地区和医疗资源匮乏地区的患者更容易地获得医疗服务，从而降低了医疗服务的地理限制，提高了医疗服务的可及性。此外，互联网医疗的使用势必会缓解医疗机构的拥挤问题，在一定程度上减少了患者间、医患间的疾病交叉感染，从而提高了就医的安全性。

（崔芳芳）

11. 互联网就医与线下就医在医疗资源上有哪些**差异**

互联网就医和线下就医发挥各自的优势，实现了对医疗资源的有效整合和优化利用，为不同区域、不同类型的患者提供多样化、全方位的医疗服务，能够提升医疗服务的可及性，满足人民群众的健康需求，切实做到便民、惠民。

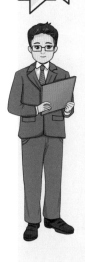

专家说

医生来源

互联网就医主要依托互联网医院平台或者互联网在线问诊平台，坐诊医生既有自有医生，也有外部医生，实现了全国范围内优秀医生的资源整合，患者通过互联网就医渠道可以自主选择不同的医生。在线下就医渠道中，大部分医疗机构依托自有医生提供医疗服务，少部分医疗机构坐诊医生以自有医生和上级医疗机构派驻医生相结合，患者到医院后选择当日排班出诊的医生来获得诊疗服务。

基础支撑体系

线下就医依赖于医院的各类基础设施体系，涵盖房屋建筑、检验设备、影像设备、病房配套设备、手术配套设备、救护车及配套装备等；由医疗、护理、医技、药剂、管理、工程技术、后勤保障等各类人员的分工与协作开展日常工作，具备基本的医疗设备和为住院患者提供合格与合理的诊疗、护理和基本生活服务能力。互联网就医依托视讯会议终端、话筒、电脑、服务器、医疗信息化系统等软、硬件设备，形成数字化、信息化、网络化平台，搭建网络诊室，支持开展各类便捷服务。

服务形式

互联网就医主要提供预约挂号、在线咨询、远程诊断、健康

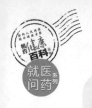

咨询、电子处方、药品配送等医疗服务，患者和医生通过在线视频、图文、语音等形式沟通。线下就医主要是依托医院的医生、医疗设备、场地来开展，依赖专业设备与医生的检查辅助诊断，如超声、抽血化验，通过传统的门诊、检查、住院、手术、输液等方式提供医疗服务。

（崔芳芳）

12. 互联网就医的

问诊方式有什么不同

互联网就医利用信息化手段在患者和医生之间搭建了沟通的桥梁，重塑了患者、医生、医院的连接方式，提供了多样化的问诊方式，患者可以足不出户、省时省力，根据自身情况选择适合的问诊方式来获取医疗服务。

图文问诊　患者线上对医生发起问诊后，可以通过向医生发送文字与图片的形式描述自己的症状，提供既往检查检验报告等，进行咨询。患者作为主动性更强的一方，咨询内容会以患者的图文病

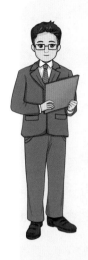

情描述为基础，使医生在清楚了解患者症状的情况下进行诊疗判断。医生、患者之间采用图文对话完成诊疗过程。图文问诊实现难度更小、性价比更高，但此种形式具有碎片化聊天的属性，医患间的交流及时性可能受环境等多方因素影响。

语音问诊　在语音问诊模式中，医患双方处于一对一在线沟通模式，问诊效率较高，即时性较强，适合对在线问诊服务需求较大的门诊；医生与患者在线上直接进行语音沟通，双方能够真实听见对方的声音，表述会更直接，对于中老年患者来说操作简单、便捷友好。

视频问诊　真正实现足不出户与医生线上"面对面"交流就诊。医生可以更好地了解患者的精神状态、病情程度，进行直观判断。但视频问诊的效果会受医生端和患者端视频设备配置、网络质量等影响，存在视频不流畅、画面模糊的可能。

（崔芳芳）

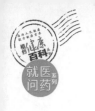

13. 互联网就医会不会
影响诊断的**准确性**

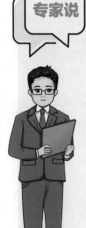

关键词

远程诊断 医患沟通 诊断偏差

通过互联网医院就医已成为现代社会的一种趋势，尤其是在信息化程度不断提升的今天，人们更加依赖互联网来获取医疗服务。然而，与传统的面对面就医相比，患者通过互联网医院就医是否会影响诊断的准确性，这是一个备受关注的问题。

专家说

互联网医院的特点 互联网医院的特点是便捷快速。患者无须亲自前往医院，只要通过手机、电脑等设备就能完成诊断、咨询等医疗服务。这种便捷性极大地节约了患者的时间成本，尤其对于一些轻微疾病或者需要常规咨询的患者来说，更是一种福音。然而，这种便捷性也可能影响诊断的准确性。因为医生无法通过面诊来全面了解患者的病情，可能导致诊断不准确或者遗漏一些重要的细节。

影响诊断准确性的因素 首先，医生的专业水平和经验。与传统医院相比，互联网医院的医生可能更多地面临着线上问诊的情况，这就要求他们具备更强的诊断能力和沟通能力。其次，患者的描述和信息提供，在线上咨询中，患者需要通过文字、图片等方式描述自己的症状和情况，如果描述得不清楚或者遗漏重要信息，可能导致诊断偏差。此外，互联网医院的技术支持也是影响诊断准确性的因素之一，如果在线咨询的平台不稳定或者技术出现故障，可能导致医生无法及时获取患者的信息，从而影响诊断的准确性。

如何最大程度地保障诊断的准确性　尽管存在一些影响诊断准确性的因素，但我们也可以采取一些措施来最大程度地保障诊断的准确性。首先，提高医生的专业水平和技能。互联网医院应该注重医生的培训和学习，提高他们的诊断能力和沟通能力。其次，加强技术支持和平台建设。互联网医院应该不断优化自己的技术平台，提高稳定性和可靠性，确保医生和患者能够顺利进行在线咨询。此外，还可以采取多种方式来提高患者的信息提供和描述能力，如提供在线填写病历表格、上传病历图片等功能，帮助医生更全面地了解患者的病情。

患者通过互联网医院就医可能对疾病诊断的准确性产生一定影响，但只要我们采取一些措施来加以应对，就能够最大程度地保障诊断的准确性。未来，随着技术的不断发展和医疗服务的不断完善，相信互联网医院将会成为人们就医的重要途径之一，为人们带来更加便捷、高效的医疗服务。

（崔芳芳）

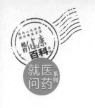

14. 互联网就医与线下就医的
报销方式有哪些不同

关键词

报销凭证 报销流程

互联网就医的报销方式与传统线下就医有所不同，了解这些差异有助于患者合理利用医疗保险和报销福利。

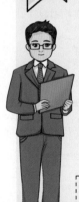

专家说

报销凭证　线下就医时，患者需要携带医院门诊病历、出院小结、费用明细清单等纸质材料去窗口报销，部分医疗机构信息化建设与数据互联互通水平较为领先，支持在结算时直接报销。互联网就医通常是通过在线平台进行咨询和诊疗，只提供电子版发票或报告，患者可以将其下载或保存在电子设备上作为报销凭证。

对比项	互联网就医	线下就医
发票形式	电子发票	纸质或电子发票
医保、保险	需要关注报销条件和比例	与医保政策、保险合同更为一致
报销申请	在线填报报销申请	线下报销

报销途径　线下就医通常通过医院或诊所提供的纸质发票或电子发票进行报销，患者需要将发票提交给医保机构或保险公司。互联网就医的报销可能更多地依赖于电子支付和电子发票，患者可能需要在互联网医疗平台上进行支付，并通过电子邮件或平台下载电子发票进行报销。

报销条件和比例　互联网就医的报销条件和报销比例可能与传统的线下就医有所不同。医保政策和保险公司可能为互联网就医的报销设定特定的条件和比例，这可能影响患者能够享受到的报销福利。

保险合同约定　线下就医的报销通常受到保险合同和政策的限制，涵盖的项目和报销比例可能有所不同。一般情况下，保险公司会要求患者支付自付费用，并根据保险合同规定的比例进行报销。对于互联网就医，报销范围和限制也取决于保险合同和政策。但是，由于互联网就医一般涉及在线咨询、远程诊疗、药品配送等，因此可能有特殊的报销规定和限制，例如是否需要预先获得保险公司的批准、保险是否涵盖特定的互联网医疗服务。

支付方式　互联网医疗的支付方式可能更为多样化，包括信用卡支付、第三方支付平台支付等。患者可以选择适合自己的支付方式进行在线支付，并确保支付成功后获得相应的电子发票以备报销。

报销流程　互联网医疗的报销流程可能更加简便、快捷，因为电子发票可以直接通过电子邮件或在线平台进行传递和存储，无须患者亲自前往医院或诊所索取纸质发票。这样可以节省患者的时间和精力，提高报销效率。

互联网就医的报销方式相对于传统的线下就医可能更加便捷、灵活，但也需要患者根据医保政策、保险合同以及互联网医疗平台提供的报销方式进行合理选择和操作。

（崔芳芳）

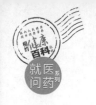

相约健康百科丛书

人物关系介绍

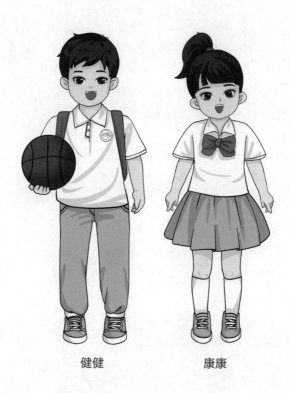

健健　　　　康康

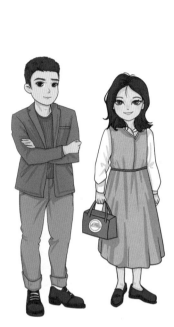

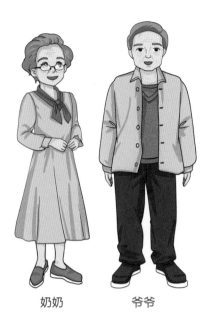

奶奶　　　　爷爷

爸爸　　　妈妈

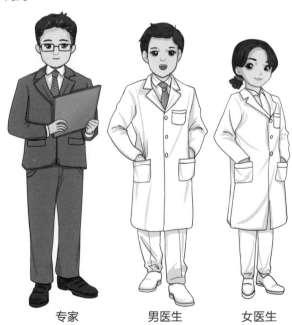

专家　　　　男医生　　　　女医生

图书在版编目（CIP）数据

这样就医更高效 / 赵杰主编 . -- 北京 ：人民卫生
出版社，2024. 7. --（相约健康百科丛书）. -- ISBN
978-7-117-36638-0

Ⅰ. R4

中国国家版本馆 CIP 数据核字第 2024M1C047 号

人卫智网	www.ipmph.com	医学教育、学术、考试、健康，
		购书智慧智能综合服务平台
人卫官网	www.pmph.com	人卫官方资讯发布平台

相约健康百科丛书
这样就医更高效
Xiangyue Jiankang Baike Congshu
Zheyang Jiuyi geng Gaoxiao

主　　编：赵　杰
出版发行：人民卫生出版社（中继线 010-59780011）
地　　址：北京市朝阳区潘家园南里 19 号
邮　　编：100021
E - mail：pmph @ pmph.com
购书热线：010-59787592　010-59787584　010-65264830
印　　刷：北京瑞禾彩色印刷有限公司
经　　销：新华书店
开　　本：710×1000　1/16　　印张：23
字　　数：298 千字
版　　次：2024 年 7 月第 1 版
印　　次：2024 年 8 月第 1 次印刷
标准书号：ISBN 978-7-117-36638-0
定　　价：75.00 元

打击盗版举报电话：**010-59787491**　E-mail：**WQ @ pmph.com**
质量问题联系电话：**010-59787234**　E-mail：**zhiliang @ pmph.com**
数字融合服务电话：**4001118166**　E-mail：**zengzhi @ pmph.com**